Layering:
ritual de belleza

LOS SECRETOS DE BELLEZA
DE LAS MUJERES JAPONESAS

———————

Élodie-Joy JAUBERT

Layering:
ritual de belleza

LOS SECRETOS DE BELLEZA
DE LAS MUJERES JAPONESAS

———

Élodie-Joy JAUBERT

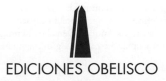

EDICIONES OBELISCO

Si este libro le ha interesado y desea que le mantengamos informado de
nuestras publicaciones, escríbanos indicándonos qué temas son de su interés
(Astrología, Autoayuda, Ciencias Ocultas, Artes Marciales, Naturismo,
Espiritualidad, Tradición…) y gustosamente le complaceremos.

Puede consultar nuestro catálogo en www.edicionesobelisco.com

Colección Salud y Vida Natural
LAYERING
Élodie-Joy Jaubert

1.ª edición: noviembre de 2015

Título original: *Layering*
Traducción: *Pilar Guerrero*
Corrección: *M.ª Jesús Rodríguez*
Diseño de cubierta: *Enrique Iborra*

© 2013, Éditions la Plage, Francia
Derechos adquiridos a través de la Agency Abiali Afidi, S. L.
(Reservados todos los derechos)
© 2015, Ediciones Obelisco, S. L.
(Reservados los derechos para la presente edición)

Edita: Ediciones Obelisco, S. L.
Pere IV, 78 (Edif. Pedro IV) 3.ª planta, 5.ª puerta
08005 Barcelona - España
Tel. 93 309 85 25 - Fax 93 309 85 23
E-mail: info@edicionesobelisco.com

ISBN: 978-84-9111-044-6
Depósito Legal: B-21.014-2015

Printed in Spain

Impreso en Gráficas 94, Hermanos Molina S. L.
Polígono Industrial Can Casablancas
Garrotxa, nave 5 - 08192 Sant Quirze del Vallès (Barcelona)

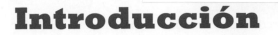

Introducción

En Japón existe un culto a la belleza denominado «binaku» («bi» significa 'bello' o 'belleza' y «haku» significa 'blanco'), cuyos criterios son determinantes para el éxito en la vida de una mujer. Dichos criterios tienen una notable importancia sociocultural, hasta el punto que una japonesa entiende que debe tener un cutis perfecto si espera que alguien quiera casarse con ella. Una vez casada, su obsesión por una piel impecable perdura, dado que entiende que debe ser el orgullo de su esposo. Es bien sabido que en Japón es muy marcado el fanatismo masculino por el frescor de las jovencitas. Su aspecto angelical, los rasgos similares a los de las muñecas, son elementos esenciales para la seducción.

Las japonesas son conocidas por aparentar diez años menos de los que realmente tienen. Pero ¿de dónde sale esa piel impecable? Indiscutiblemente, la genética desempeña un papel muy importante. Sin embargo, ¿es lo único que marca la diferencia entre nosotras, las europeas, y esas flores frescas del Extremo Oriente?

En Japón, se considera a una mujer guapa cuando tiene la piel suave, blanca, sana y resplandeciente como la de un bebé. «¡Tienes la piel como un mochi !». Ésa es la expresión que se emplea para definir el aspecto perfecto y sedoso de una piel bonita. La piel debe adoptar el aspecto suave pero firme propio de los pastelitos de arroz untuoso para llegar al paroxismo de la belleza y la buena salud. Para tener una piel con la gratificante textura de un mochi, las japonesas han elaborado una cultura de cuidados tradicionales muy minuciosa, que se transmite de generación en generación. Los secretos de belleza son un ritual cotidiano de cuidados sofisticados que se denominan «*layering*», término inglés que significa «superposición de capas».

En el caso que nos ocupa, las «capas» se refieren a los diferentes cuidados aplicados a la piel. Es como si pusiéramos diferentes filtros protectores y nutritivos para la epidermis. Gestos que tienen, cada uno, un papel definido y que se suceden en numerosas etapas que no hay que saltarse si se desea conseguir una piel radiante. Algunas mujeres encontrarán el *layering* como una forma de cuidarse la piel demasiado cara, otras verán detrás puro marketing e incluso una considerable pérdida de tiempo, mientras que sus abuelas tenían una maravillosa piel resplandeciente con sólo usar agua y jabón y una cremita hidratante. Es normal mostrar una actitud escéptica hacia lo que mucha gente considera «moda pasajera», pero no es menos cierto que todas las mujeres que se introducen en la práctica del *layering* han encontrado una respuesta eficaz, descubriendo su piel transformada con el paso de las semanas. Como toda rutina de belleza, el *layering* debe realizarse como si de un arte se tratara, para conseguir un efecto óptimo.

Lo extraordinario de este procedimiento de cuidados para la piel es que engancha. ¿Por qué? Por la sencilla razón de que su práctica provoca una toma de conciencia, es un tiempo que cada una se concede a sí misma, una forma de cuidarse, como un profundo gesto de amor, un redescubrimiento de la propia apariencia y de la imagen que queremos proyectar, mediante una piel nutrida, un color luminoso y una textura fina y mate. Como dicen las japonesas, permite «estar en armonía con los elementos».

El *layering* es un protocolo de cuidados que se lleva a cabo por la mañana y por la noche. A través de este librito, cada etapa se presentará de manera simple y accesible. Los secretos de belleza están adaptados a todos los bolsillos; basta con saber utilizar los productos convenientes para cada tipo de piel.

Del mismo modo, los cabellos largos y cuidados forman parte de las características de belleza de una mujer, y las japonesas han elaborado un protocolo de cuidado capilar en 5 etapas, el «*layering* capilar», que detallaremos convenientemente.

Claro está, el *layering* se adapta a todos los productos cosméticos, tanto si tienen certificado bio como si no. Pero, en mi opinión, prefiero los tratamientos naturales, ecológicos y éticos, con materias primas no tratadas químicamente, como suelen ser la mayoría de cosméticos que hay en el mercado.

¡A ti te corresponde descubrir una nueva forma de abordar el cuidado de tu belleza para tener una piel inmaculada!

El ritual del *layering*

Como habrás comprendido, el *layering* es un concepto que se organiza en torno a la superposición de «capas» de cuidados, de manera que se optimice la piel radiante. Cada «capa» representa una etapa y un beneficio para la piel. Mañana y noche, el orden cronológico debe ser escrupulosamente respetado. Las dos primeras etapas del *layering* forman la «doble limpieza». En la actualidad, la contaminación ambiental es tan fuerte que es importantísimo limpiar bien la piel para mantenerla sana y fresca. Sentirás una verdadera sensación de «piel limpia» y una higiene incomparable.

- **Etapa 1:** desmaquillaje al aceite (sólo por la noche)

- **Etapa 2:** la limpieza

- **Etapa 3:** la loción.

- **Etapa 4:** el sérum.

- **Etapa 5:** el contorno de ojos

- **Etapa 6:** la crema de día o de noche

- **Etapa 7:** el bálsamo labial

Desde luego, presentado de esta manera, el *layering* parece un proceso largo e incluso complicado. Pero lo cierto es que no es nada de eso. Recuerda que todo proceso, al empezar su aprendizaje, parece largo y difícil. Cuando se ha memorizado todo y se comprende el sentido del desarrollo, en 10 minutos se puede acabar con todas las etapas.

Etapa 1: desmaquillaje

al aceite (sólo por la noche)

Por qué desmaquillarse

Actualmente, nuestra piel sufre unas agresiones y una contaminación cada vez más notables. Al principio, la piel está naturalmente recubierta de una capa protectora, porque la naturaleza hace las cosas bien. Pero, desgraciadamente, el ser humano, con la industrialización excesiva y el modo de vida, acaba por transformar el aire en una auténtica bomba química que destruye todas las capas protectoras con las que podamos contar para protegernos de las agresiones exteriores.

Cada día, tu piel se enfrenta a ataques de factores muy diversos, como el clima (frío, viento, calor, cambios de temperatura), los rayos UVA y UVB del sol, el humo, los tubos de escape, el ozono, los hidrocarburos… Todos esos factores de contaminación degradan la epidermis. También favorecen la aceleración del envejecimiento cutáneo, la relajación de la piel, la aparición de arrugas marcadas, el espesamiento de la capa córnea, la deshidratación de la piel, la modificación del colágeno, etcétera.

Por todas esas razones, el desmaquillaje, aunque no nos hayamos maquillado, es una etapa cotidiana esencial. Por otra parte, también podemos encontrar trazas de dichos factores contaminantes en el algodón para desmaquillar: tras una jornada, queda bien negro cuando te lo pasas por el rostro, aunque no hayas hecho nada especial que pueda haberte ensuciado. Hoy en día, el mercado nos ofrece toda suerte de productos desmaquillantes: geles, aguas de balneario y muchos otros productos cuyos resultados no siempre son óptimos. Puedes optar por una leche desmaquillante de calidad, ecológica, pero lo cierto es que el mejor desmaquillante del mundo, el más eficaz y el más usado por las japonesas es el aceite. En efecto, la única cosa que permite desmaquillarse en profundidad es un cuerpo graso, materia prima de cualquier desmaquillante. ¿Y qué materia grasa es más natural que un aceite vegetal ecológico?

Ya veo tu cara inquieta. ¿Por qué, entonces, son los aceites vegetales tan desestimados? Existe una leyenda urbana alrededor del aceite que cuenta que un elemento graso pringa la cara y favorece la aparición de granos muy poco atractivos. Sin embargo, debes saber que el aceite es la base fundamental de todos los productos cosméticos, incluso los que son waterproof. La grasa y la contaminación se alojan en tus poros durante toda la jornada. Por favor, ¡no caigamos en prejuicios! Existen decenas de aceites diferentes y, cada uno de ellos tiene virtudes y cualidades específicas que los convierten en ideales para cada tipo de piel.

¿Cómo utilizar el aceite para desmaquillarse?

Antes de cada *layering*, lávate bien las manos con agua y jabón. Sécalas bien. Pon el aceite en la palma de una mano, frota ambas manos y extiende el aceite por el rostro, maquillado o no. Efectúa un masaje circular y suave, sin presionar, por todo el rostro. La piel es frágil. Si masajeas con fuerza puede que obtengas el resultado inverso al buscado y te arruinarás la piel. El masaje debe ser suave. El objetivo será «no estresar» la epidermis sino limpiarla y nutrirla al mismo tiempo. Para esta etapa sólo necesitas tus propias manos. Si llevas los ojos bastante maquillados, masajéalos también con el aceite (véase esquema/foto) pero acaba pasando un algodón desmaquillante para eliminar el exceso de aceite (sólo en los ojos). Cuidado: no olvides el cuello. El cuello sufre las mismas agresiones que la cara y necesita limpieza y nutrición. Se tiene demasiada tendencia a olvidar esta parte que, sin embargo, es de las zonas más sensibles a los rigores del entorno. Cuando hayas terminado tu masaje desmaquillante al aceite, enjuaga la cara con agua fresca.

¿Qué aceite escoger?

Cada aceite tiene sus virtudes. ¡Tienes que elegir el tuyo! Debe tener certificado bio y ser del todo natural; no debe contener aditivo alguno. Muy a menudo, los fabricantes tienen la manía de añadir sustancias químicas, colorantes y conservantes a sus fórmulas cosméticas. Lo mismo pasa con los aceites vegetales, que no necesitan nada para conservarse bien y, aun así, les incorporan aditivos innecesarios. Vigila siempre la composición de los productos que uses. Sería una lástima intentar combatir la contaminación y la suciedad exterior con otras toxinas contenidas en los cosméticos, arriesgándote a que lleguen a tu sangre.

Personalmente, aconsejo los aceites de oliva, de coco, de albaricoque o de almendras dulces, que además son económicos. Para el desmaquillaje, resultan más que suficientes. Si te apetece, puedes usar un aceite más «precioso» (fabricado a base de productos más raros y excepcionales), pero será mucho más caro. Dicho esto, no creo que haya que optar por un aceite caro y extraño sólo para desmaquillarse, porque lo que realmente nos importa, en esta etapa, es la calidad de cuerpo graso.

Veamos ahora unos ejemplos de aceites vegetales y sus beneficios.

Aceite de oliva

Es el más barato y, a pesar de ello, de los más eficaces. Parece que la querida señora Jeanne Calment, que vivió 122 años, masajeaba su cara con aceite de oliva virgen extra. Así suavizaba y flexibilizaba su piel al tiempo que atenuaba las arrugas. El aceite de oliva es rico en vitaminas A, D, E y K.

Aceite de hueso de albaricoque

Es un aceite suavizante y nutritivo. Tiene la particularidad de dar un toque luminoso a la cara y aportar tono a la piel. Es rico en vitaminas A y E, perfecto para las pieles sensibles y lucha contra los efectos del envejecimiento.

Aceite de almendras dulces

Emoliente y calmante, aporta suavidad y deja la piel aterciopelada. Es perfecto para las pieles sensibles y reactivas, así como para las pieles secas y muy secas.

Aceite de camelia

Muy empleado por las japonesas, ralentiza la deshidratación y permite luchar contra el envejecimiento prematuro de la piel. Es nutritivo, protector y suavizante. Tiene virtudes emolientes.

Aceite de argán

Es muy nutritivo y previene la sequedad de la piel. Resulta eficaz para tratar la psoriasis, las rojeces y el acné.

Aceite de aguacate

Perfecto para luchar contra las arrugas, tiene propiedades hidratantes y protectoras. Es rico en vitaminas A, B, C, D, E, H y K, contribuye a la regeneración de la piel.

Aceite de yoyoba

Es nutritivo y suavizante. Perfecto como antiarrugas. Tiene propiedades cicatrizantes y equilibrantes.

Aceite de rosa mosqueta

Es uno de los mejores productos antiarrugas. Famoso por sus virtudes cicatrizantes, es ideal para las pieles secas e irritadas. Aporta numerosas vitaminas, como la A, E, D...

Movimientos para realizar un buen masaje con aceite

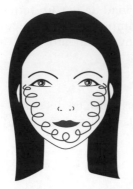
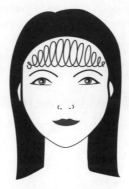
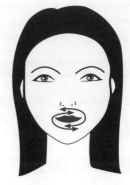

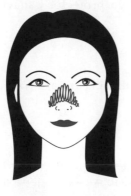
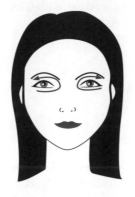
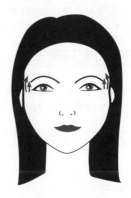

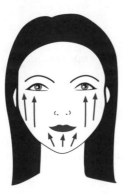
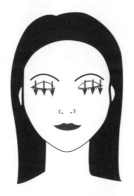
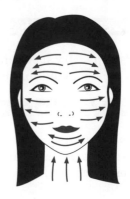

Etapa 2: la limpieza

La limpieza en profundidad permite eliminar el exceso de aceite para conseguir una piel siempre fresca y limpia, sin impurezas.

¿Cómo limpiar el rostro?

Para esta etapa, hay que emplear un jabón suave y agua del grifo.

Acabas de enjuagarte la cara con agua fresca, tras el masaje con aceite. La piel del rostro está mojada aún. Lávatela con jabón para eliminar los restos de aceite y enjuágate con agua corriente para finalizar con la limpieza.

Una vez efectuada esta etapa, tu piel está limpia, purificada y ligeramente hidratada. Sentirás una intensa sensación de limpieza y, al tocarte la cara, notarás la piel más suave.

¿Qué jabón escoger?

Compra el jabón en una tienda ecológica o en la farmacia. Puede estar presentado en forma líquida o sólida pero nunca debe ser agresivo. No olvides que la piel necesita suavidad. Puedes optar por un jabón suave (sin glicerina y sin aceite de palma) a la miel, o un jabón graso o un jabón sin jabón, el célebre jabón de Alepo o incluso un jabón a la leche de burra.

El jabón a la leche de burra

La leche de burra es conocida desde la antigüedad. Cleopatra, reina de Egipto, fue la primera en darse cuenta de los numerosos beneficios excepcionales de esta leche, entre otros, la capacidad de revitalizar y regenerar la piel, manteniendo su elasticidad natural.

El jabón de Alepo

Existe desde hace centenares de años y es el ancestro del jabón de Marsella y del jabón de Castilla. Se trata de un jabón de receta ancestral que nació en la ciudad de Alepo, en Siria, de ahí su nombre. El secreto de este producto natural y ecológico reside en la perfecta alianza entre el aceite de oliva y el aceite de semilla de laurel.

Por su composición, el jabón de Alepo posee propiedades variadas y se usa para todo. El aceite de oliva nutre y suaviza la piel, mientras que el de laurel restablece la capa hidrolípida que protege la piel, además de aportar un efecto antiséptico y desinfectante.

Lo importante de este jabón, lo que es determinante para asegurar su eficacia dermatológica, es el porcentaje de aceite de laurel que contenga. Éste debe ser de 20 al 30 por 100, nunca inferior. El jabón de Alepo se recomienda contra el acné, el eccema, la psoriasis, la costra láctea, la piel seca y la caspa.

El jabón a la miel

La miel tiene muchas virtudes. Es un producto «vivo» y enteramente natural. En la fabricación de la miel, el hombre no interviene en absoluto. Recordemos que la miel se emplea desde el año 7000 a. C.

La miel es buena para todos los tipos de piel. Suaviza la epidermis, nutre y calma las pieles irritadas. Rica en sustancias minerales y aminoácidos, es una bomba de vitaminas. Puede aplicarse directamente sobre la piel y, en ese sentido, es un componente perfecto para hacer jabón con ella.

El jabón graso

Comparado con un jabón habitual, el jabón graso es más rico en aceite vegetal. Está perfectamente adaptado a las pieles secas y sensibles. Permite limpiar la piel al tiempo que la nutre.

El jabón sin jabón

Se le llama «jabón» porque se parece al jabón, se presenta igual y cumple la misma función, esto es, limpiar la piel, pero su composición es diferente. Es el más recomendado para la piel. ¿Por qué? Porque el pH de la piel es ácido. Los jabones corrientes no tienen un pH tan ácido y, en consecuencia, desequilibran la piel. El jabón sin jabón es interesante porque tiene el mismo pH que la piel (entre 5,2 y 7). Desafortunadamente, en la actualidad no se encuentra en versión bio. En cualquier caso, hay que ir a la farmacia para adquirirlo.

El layering sin la etapa de agua y jabón

El agua que sale del grifo es cada vez más dura, principalmente a causa de su alto contenido en cal. Muchas pieles no la soportan. ¡Ningún problema! La etapa de la doble limpieza puede hacerse sin agua ni jabón. Para ello, emaparemos un algodón en un agua floral de nuestro gusto. Lo pasaremos por la totalidad de la cara y el cuello. Con ello conseguiremos retirar el exceso de aceite desmaquillante y, lo que es más importante, limpiaremos las impurezas escondidas en los poros. Este proceso deberá repetirse las veces que haga falta, cambiando de algodón cada vez y mojándolo con el agua floral. Te sorprenderá ver todo el maquillaje y la suciedad que irás retirando con los algodones. Debes repetir la operación hasta que el algodón salga limpio.

Truco bio: Hay discos desmaquillantes reutilizables, que se lavan a máquina. Esta opción es ecológica y económica. Los podemos encontrar en las tiendas bio y por Internet. Si tienes alma de costurera, puedes hacértelos tú misma con cualquier tejido suave de algodón 100 por 100.

Etapa 3: la loción

La etapa de la loción prepara la piel para recibir los cuidados posteriores. Tiene por objetivo tonificar la piel y cerrar los poros, reequilibrando la epidermis. Además, el tónico o loción disuelve la cal que se puede haber infiltrado en los poros, tapándolos. En efecto, el agua del grifo es más o menos calcárea según la zona y resulta agresiva para la piel, generando granos, rojeces, sequedad y tiranteces.

¿Cómo se aplica la loción?

Hay dos posibilidades:
• Con ayuda de un algodón: empápalo de loción y pásalo por todo el rostro. No frotes. Actúa como si acariciaras firmemente, porque no se trata de agredir la piel ni de irritarla. Hay que ir dando toques por toda la cara.
• Si tu loción se presenta en forma de espray, vaporízalo generosamente sobre el rostro y deja que actúa unos segundos. Después, sécalo con un pañuelo de papel. Si tienes la piel mixta o grasa, no lo seques, deja que se seque solo.
Tras esta etapa, la piel está limpia, seca, flexible y los poros se han cerrado.

¿Qué loción escoger?

Encontrarás tónicos o lociones en todas las gamas de productos cosméticos ecológicos. Escoge el que quieras siempre y cuando se adapte a tu tipo de piel.

Las aguas florales

Un agua floral o hidrolato es el residuo acuoso de la destilación de plantas (flores, hojas, raíces) en el marco de la fabricación de un aceite esencial. Mediante dicha destilación, las cualidades cosméticas de la planta permanecen. Si se las compara con los aceites esenciales, las aguas florales son tan eficaces como ellos pero su concentración de moléculas aromáticas es mucho menor. Por eso son tan bien toleradas por la piel del rostro. Como pasa con los aceites, hay todo tipo de aguas florales, cada una con cualidades particulares.

Agua floral de lavanda
Reconocida por sus propiedades cicatrizantes, calmantes y antisépticas. Elimina eficazmente las impurezas. Indicada para pieles mixtas, irritadas, grasas o acneicas.

Agua floral de azulino

Perfecta para descongestionar y calmar la piel, aporta sensación inmediata de frescor. Adaptada a las pieles mixtas.

Agua floral de manzanilla

Antiinflamatoria, calma las rojeces. Regenera y calma la epidermis. Ideal para pieles mixtas, secas, sensibles e irritadas.

Agua floral de azahar

Reequilibrante y calmante, también tiene propiedades suavizantes. Conviene a pieles mixtas, secas y sensibles.

Agua floral de geranio

Perfecta para luchar contra las imperfecciones, limpia la piel en profundidad y calma las rojeces. Ideal para pieles mixtas e irritadas y para las acneicas.

Agua floral de hamamelis

Posee propiedades purificantes, antiinflamatorias, calmantes y astringentes. Perfecta para pieles mixtas, irritadas y sensibles.

Agua floral de rosa

¡Huele a gloria! Es reafirmante, hidratante y antiarrugas. Es un agua incontestable que conviene a pieles mixtas, secas, maduras y grasas.

Atención: Utiliza siempre aguas florales puras, sin productos químicos ni conservantes añadidos. Desaconsejo las aguas florales que contienen alcohol por ser éste muy agresivo con la epidermis.

Vinagre de lavanda

Perfecto aliado de las pieles con imperfecciones, este vinagre (que no huele a vinagre a pesar de su nombre) te conquistará de inmediato gracias a sus beneficios. ¡Es aún más eficaz que el agua floral de lavanda! Previene la aparición de comezón y cierra los poros. La lavanda, que desprende ese agradable perfume, es reconocida desde tiempos inmemoriales por sus virtudes antisépticas, cicatrizantes y bactericidas. Esta fórmula es completamente natural y será una gran referencia para luchar eficazmente contra los problemas de la piel. Puedes encontrar vinagre de lavanda por Internet a precios económicos.

Vinagre de sidra

¿Sabes que el vinagre de sidra ecológico es una auténtica mina de oro para la piel? Es más potente y activo que la mayoría de cremas y cosméticos de gama alta. El vinagre de sidra ecológico es rico en elementos nutritivos. Su pH es casi el mismo que el de la piel. ¡No tiene ningún peligro! Borra los trazos de jabón, disuelve la cal del agua corriente y el cloro. Cierra los poros y favorece la circulación de la sangre.

La única pega de este producto es su olor. Pero, afortunadamente, se evapora rápido y no es persistente. Sin embargo, si su uso te incomoda, puedes «arreglar» tu vinagre de sidra macerando en él plantas aromáticas (lavanda, romero, menta, rosa...) durante 2 o 3 semanas, agitando la botella a menudo.

Si tienes la piel sensible, puedes rebajar el vinagre de sidra en agua mineral (al 50 por 100). Vierte tu loción facial en un frasco con pulverizador bien cerrado, limpio y desinfectado previamente. A la hora de aplicarlo, pulveriza sobre un algodón. Consérvalo en fresco y gástalo pronto porque, al haber añadido agua, se vuelve sensible a las bacterias. No prepares, por tanto, grandes cantidades para no encontrarte con loción inútil en casa.

Limón de belleza

En uso externo, el limón combate las arrugas de la cara, las manchas en las manos... Suaviza la piel y la tonifica. Es astringente y antibacteriano, seca granos desagradables y cierra los poros.

Disuelve el zumo de un limón en agua mineral (al 50 por 100). Vierte la loción en un frasco pulverizador bien limpio y herméticamente cerrado. Vaporiza un algodón para aplicarlo. Consérvalo en frío y gástalo rápidamente porque al añadir agua se abre la puerta a las bacterias. No prepares nunca grandes cantidades para no arruinar tu tónico.

Agua de arroz

El agua de arroz es muy utilizada en Japón. Reequilibra la producción de sebo y afina la textura de la piel. Rico en vitaminas y antioxidantes, permite preservar la capa hidrolípida (capa protectora de la piel) y conservar una piel fresca e hidratada.

Puedes hacer el agua de arroz en casa. Para ello, compra arroz de cultivo ecológico. Los hay de todos tipos, incluso de colores; así te diviertes mientras lo haces. Vierte una taza de arroz en un bol y cúbrelo de agua mineral. Mézclalo con una cuchara de palo. Cuando el agua se haya puesto bien turbia, cuela el arroz y dispón el agua en una botella desinfectada y bien cerrada. Conserva la loción en frío y gástala rápidamente, porque la presencia de agua la hace sensible a las bacterias. No prepares grandes cantidades para no arruinar tu loción casera.

Cubitos de té verde

Ésta es una loción facial fácil de preparar y que será un verdadero regalo para tu piel. El té verde es reconocido por sus virtudes antiedad y revitalizantes. Sumerge té verde, de buena calidad y bio, en un agua mineral. Lleva el agua a ebullición, y luego retira del fuego y deja que se haga la infusión durante toda la noche. Por la mañana te encontrarás con una infusión muy oscura. Retira las hojas de té con un colador. Luego, haz cubitos. Mejor si escoges bolsas de plástico para hacer los cubitos porque son más higiénicas.

Cada vez que llegues a la etapa de la loción, coges un cubito y lo deslizas por la cara. El efecto producido por el cubito será tensor de inmediato y afinará la textura. Además, pasarse un cubito por la cara dos veces al día permite luchar eficazmente contra los granos. Pero ten cuidado de no quemarte la cara con ellos. El deslizamiento de los cubitos debe ser rápido y suave, sobre todo breve en las zonas delicadas como el contorno de ojos.

La esponja konjac

La esponja konjac es una esponja vegetal fabricada a base de raíces de konjac, un tubérculo utilizado tanto como espesante como snack para picar entre horas. La esponja konjac procede de Japón y su textura es naturalmente esponjosa. Las japonesas son muy cuidadosas a la hora de exfoliarse y limpiarse la cara con suavidad.

Esta esponja se usa sin jabón y sin ningún tipo de loción limpiadora. Su uso es muy simple: basta con humedecerla y pasarla sobre el rostro previamente mojada. Este gesto de belleza es respetuoso con la epidermis y se adapta a todas las pieles. Esta esponja, totalmente natural, es del todo biodegradable, estimula la regeneración celular, y su virtud exfoliante la convierte en una alternativa ideal para limpiar el rostro en profundidad. La esponja konjac se encuentra con facilidad en Internet. Su vida útil es de dos a tres meses, siempre que la cuides dejándola secarse después de cada uso y no la retuerzas como si fuera un estropajo. Puede lavarse con agua y jabón de Marsella, una vez por semana. Encontrarás diversos tipos de esponjas konjac con virtudes diferentes según las arcillas que se le añadan: verde, roja, rosa... o carbón de bambú.

Etapa 4: el sérum

El cuidado que proporciona el sérum consiste en tratar y estimular las células epidérmicas. Escoge uno según tus necesidades específicas: antiarrugas, reparador o antimanchas.

¿Cómo se aplica el sérum?

No hay que utilizar mucho en cada aplicación: un garbancito basta para todo el rostro.

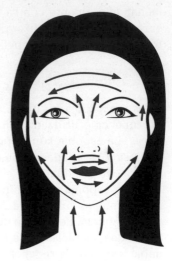

Como el aceite, aplícalo con la punta de los dedos con movimientos circulares, acariciando la piel. Puedes insistir más en las zonas específicas que tu cara necesite. Acaba el masaje con un suave repiqueteo de dedos por toda la zona, como si tocaras el piano con rapidez. ¡No uses las uñas!

Al final de esta etapa, tu piel estará lista para recibir los cuidados de belleza.

¿Qué sérum debo escoger?

El sérum no es una crema. Se presenta en forma de fluido. Encontrarás sérum de todo tipo en las tiendas de cosméticos bio.

Atención: ¡el sérum no es una crema hidratante y no puede sustituirla! No creas que aplicarte un sérum basta para hidratar la piel, eso es un error de apreciación.

El aloe vera puro hace las veces de sérum natural. Está lleno de virtudes: es antiinflamatorio, hidratante, antiséptico, antifúngico y desinfectante. Contiene vitaminas A, E y algunas vitaminas del grupo B, así como numerosas sales minerales indispensables como el fósforo, el potasio, el zinc, el calcio o el hierro, entre otros. Lee bien la composición del Aloe que compres: debe ser lo más puro posible y sin aditivos. Consérvalo en la nevera.

Digresión: entre las etapas 4 y 5, más vale dejar pasar unos minutos. Es el momento, por ejemplo, de cepillarse los dientes.

Etapa 5: el contorno de ojos

Éste es un cuidado en el que se piensa poco. El contorno de los ojos es la zona de la piel del rostro más fina y sensible.

¿Cómo aplicar el contorno de ojos?

Muchísimas mujeres extienden su crema hidratante por el contorno de ojos. ¡Grave error! Así sólo se consigue marcar más las ojeras, hinchar los ojos y remarcar las bolsas, es decir, todo lo contrario de lo que queremos conseguir. El único cuidado posible para el contorno de ojos es el específico para ellos. Nada más.

Hay un segundo error frecuente: amasarse los párpados con enseñamiento. La primera regla básica que debemos tener en mente es que, cuanto más suaves seamos con nuestra piel, mejores resultados obtendremos. La piel del contorno de ojos es tan sensible que si la toqueteamos en exceso, si la masajeamos, la podemos arruinar, deformar e incluso arriesgarnos a que algún cosmético entre en el ojo y éste se irrite.

Como para cada cuidado, utiliza sólo una pequeña cantidad de producto, porque la zona a tratar es muy reducida. Por mucho producto que te pongas no vas a obtener mejores resultados, más bien al contrario. No malgastes tus cosméticos. Sólo debes hidratar los párpados y la zona de las bolsas. Aplícalo con la punta de los dedos. Si quieres masajear un poco para favorecer la circulación de la sangre, repiquetea con los dedos suavemente, pero no masajees como lo harías en las mejillas.

¿Qué producto escoger para el contorno de ojos?

Un producto para el contorno de ojos suele presentarse en forma de sérum, gel o crema fluida. Escoge un producto bio, como para el resto de cosméticos. En cualquier caso, el contorno de ojos es más caro que la crema hidratante, aunque tiene mucha menos cantidad. Lo bueno es que la dosis diaria es tan pequeña que dura bastante. Veamos algunos ejemplos de cuidado para el contorno de ojos a un coste razonable.

Aloe vera puro
Es un maravilloso tensor natural. Aplicado en pequeña cantidad, es un aliado antiojeras.

Compresas de patata
Corta dos rodajas finitas de patata y aplícalas directamente sobre los ojos. Deja que actúan unos minutos. Tus ojos quedarán muy relajados.

Compresas de agua de azulino

El agua floral de azulino es conocida por proporcionar descanso a los ojos. Se pueden preparar compresas y aplicarlas sobre los ojos durante unos minutos. Pero el agua de azulino, además, puede usarse como loción para descongestionar los ojos sensibles y enrojecidos por las pantallas de los ordenadores, la contaminación y la fatiga.

Bolsitas de té frío

Podemos reciclar las bolsitas de té como cuidado para el contorno de ojos. Una vez utilizadas para beber, se meten en el frigorífico y, cuando estén frías, se utilizarán para descongestionar los ojos y disminuir las bolsas de la mañana siguiente.

Compresas de pepino

Mete un pepino en el congelador. Cuando te levantes por la mañana, corta dos rodajas y colócalas directamente sobre los párpados. El pepino aporta sus propiedades astringentes y refrescantes que calmarán y descongestionarán tus ojos.

Si tienes una licuadora, prepara un zumo de pepino. Ponlo en un bol o una taza. Coge discos desmaquillantes y empápalos en el zumo de pepino fresco. Mete los discos empapados en una bolsa de plástico y guárdalos en el congelador. Cuando necesites compresas para descongestionar y deshinchar los ojos, saca un par de discos y déjalos en un platito limpio unos minutos (el tiempo de cepillarte los dientes, por ejemplo, o de limpiarte la cara) y luego te los colocas uno en cada ojo. Tu mirada se verá fresca y descongestionada.

Cubitos de té verde

Los cubitos de té verde, que ya hemos visto antes, favorecen la desaparición de las bolsas. Cabe destacar que, en este caso, no se trata de ponerse un cubito encima de cada ojo, eso sería irresistible y podría quemarnos. Se trata de deslizar el cubito rápida y suavemente por las bolsas y los párpados. De este modo, el efecto conjugado del frío y el té verde tensará los tejidos y refrescará los ojos.

Una receta casera simple y eficaz

El aceite vegetal de calófilo tiene la virtud de fluidificar y facilitar la circulación de la sangre. El aceite vegetal de salvado de arroz activa la microcirculación y tiene un efecto alisador. Ambos forman un dúo perfecto para luchar eficazmente contra las bolsas de los ojos.

Desinfecta un frasco o contenedor y vierte en él 10 ml de aceite de salvado de arroz más 10 ml de aceite de calófilo. Cierra el frasco y agítalo bien antes de cada uso. El sérum resultante, como no contiene agua, se conserva mucho tiempo en un lugar oscuro.

Atención: Para una eficacia máxima, no uses más que una gotita en cada aplicación. Caliéntalo un poco entre tus dedos antes de aplicártelo con un ligero y suave masaje circular por el contorno de ojos. Aplica el sérum mañana y noche. La piel necesitará alrededor de 1 mes para renovarse completamente, así que no esperes resultados visibles en una semana ni en dos. No olvides que para que un cuidado sea eficaz hay que aplicarlo con regularidad, sin saltarse ni un solo día.

Etapa 6: la crema de día o de noche

La crema de día o la de noche es una crema hidratante que escogerás en función de tu tipo de piel. Completará el efecto del sérum. Tras esta etapa, tu piel estará lista para hacer frente a las agresiones externas del largo día o para una noche de sueño reparador.

¿Cómo aplicar la crema de día o de noche?

De nuevo repetimos: no hay que usar una gran cantidad. Aprende a dosificar bien tus aplicaciones: el tamaño de una almendrita es suficiente para cara y cuello. Usar muy poca crema resultará ineficaz, pero usar más de la cuenta es desperdiciarla porque la piel no absorbe lo que no necesita. Además, demasiada crema puede asfixiar nuestra epidermis.

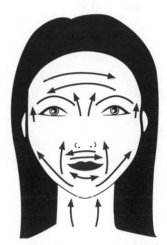

Calienta la crema entre tus manos, frotándolas. Luego, aplica la crema con toda la superficie de las palmas, por toda la cara, excepto los ojos. Después empieza a repiquetear con las yemas para favorecer la absorción, nada de movimientos bruscos ni de masajes intensos. Tus gestos deben ser siempre respetuosos con la piel, por tanto, deben ser suaves y ligeros; cuanto mejor trates a tu piel más luminosa y lisa estará.

¿Qué crema escoger?

Una crema de día o de noche debe ser hidratante y/o nutritiva. Tendrá una acción específica según las necesidades de tu tipo de piel. Lee atentamente la lista de ingredientes que la componen. Intenta escoger cremas con materias primas de calidad.

- Todas las marcas de cosméticos bio tienen cremas de día y de noche.
- En la actualidad, existen cremas tipo bálsamo a base de manteca de karité que nutren perfectamente las capas superiores de la epidermis. Se aplican con una cantidad mínima.

- Desconfía de las cremas con ácidos de frutas. Verifica siempre si tu piel las soporta. Algunas son abrasivas y pueden provocar alergias, rojeces y descamación.
- Las cremas de noche suelen ser «demasiado grasas». Si es ése el caso, ponte una cantidad menor. Una crema de noche adaptada a tu piel no tiene por qué resultarte grasa.
- El precio de una crema no tiene por qué concordar con su eficacia. Lo esencial es que vaya bien con tu tipo de piel y con los cuidados específicos que necesites. No es el precio, sino la regularidad de su aplicación, lo que hace que una crema sea eficaz. El objetivo es que tu piel llegue a ser elástica y suave, luminosa y sana. Si obtienes ese resultado con un cosmético económico, no te sientas culpable pensando que con 40 euros más obtendrías mejores resultados. Desengáñate, no es el precio lo que cuenta.

¿Se puede reemplazar la crema de día o de noche por un aceite vegetal ecológico?

¿Otra vez aceite? Pues sí, los aceites son minas de oro de los que no puedes ni imaginar su potencial. Hay aceites para todas las pieles y para todas las patologías. Incluso puedes hacerte tu mezcla personalizada de aceites para dar respuesta a tus necesidades, mezclando aceites para aprovechar sus diferentes virtudes. En la etapa 1 del *layering* (desmaquillaje al aceite) te he dado a conocer algunos aceites y sus cualidades específicas (véase pág. 12). Pueden desmaquillar pero también pueden sustituir eficazmente una crema hidratante. Por lo tanto, puedes utilizar un aceite para desmaquillar y otro como cuidado nutritivo ¡sin que te quede una piel grasienta y llena de granos! Lo más interesante de cuidarse la piel con aceites vegetales puros es que estamos utilizando materias primas vírgenes, sin aditivos químicos ni contaminantes para la epidermis. Por ejemplo: seguramente has oído hablar de la eficacia antiedad del aceite de argán, que es uno de los principales componentes de las cremas antiedad. ¿Por qué utilizar una crema que contiene 1/20 de este aceite, junto a un montón de productos químicos, para conseguir sus beneficios? El secreto es renunciar al bonito frasco que nos presenta el fabricante y olvidarnos de la guapísima actriz que anuncia la crema. La industria cosmética nos induce a creer que los aceites vegetales puros no son eficaces, que no son nutritivos... y que nos van a taponar los poros. Una vez más ¡desconfía de tanta palabrería y hazte tu propia opinión! Muchas veces, la simplicidad es mucho más eficaz que los cuidados excesivamente elaborados cuyos ingredientes no son naturales.

Ahora presentaremos diversos aceites vegetales que aportan, satisfactoriamente, los elementos que necesita cada tipo de piel. No producen reacciones adversas. Como siempre, hay que aprender a dosificar, ya que no queremos embadurnarnos la cara y dejarla pringosa. Tres o cuatro gotas, calentadas frotando las manos, serán suficientes. Si te falta para darte en el cuello, añade una o dos gotas más. Si en alguna ocasión te pasas y te queda el rostro muy aceitoso, date toquecitos con un pañuelo de papel para absorber el excedente.

Para pieles grasas o mixtas

Aceite de yoyoba

Penetra profundamente en la piel sin dejar una película grasa en la cara. Tiene propiedades cicatrizantes y reequilibrantes. En efecto, regula las secreciones de sebo, perfecto para las pieles sujetas a imperfecciones.

Aceite de nigella

Tiene una acción purificante y cicatrizante. Es perfecto para luchar contra las imperfecciones. No debe ponerse en el contorno de ojos porque no conviene.

Aceite de avellana

Regula la producción de sebo de las pieles grasas. Protege y cicatriza, suavizando la piel y aportando elasticidad y pureza.

Para las pieles secas

Aceite se sésamo

Regenerador, proporciona elasticidad y es antioxidante. Es un aceite perfecto para «reparar» las pieles secas y devolverles la elasticidad.

Aceite de aguacate

Regenerador, cicatrizante y calmante, aporta elasticidad y es un aliado perfecto para las pieles secas. Alisará la cara y nutrirá la piel luchando contra el envejecimiento cutáneo.

Aceite de argán

Nutritivo, suavizante, reafirmante y cicatrizante, va bien para cualquier piel seca y deshidratada.

Para las pieles maduras

Aceite de rosa mosqueta

Compuesto por numerosos antioxidantes, lucha eficaz y visiblemente contra las arrugas. Flexibiliza la piel y le devuelve el tono.

Aceite de albaricoque

«Iluminador», regenerador, tonificante y revitalizante, lucha eficazmente contra los efectos del envejecimiento. Da mucha luminosidad al rostro.

Aceite de onagra

Lucha eficientemente contra las arrugas. Suavizante, revitalizador e hidratante, devuelve flexibilidad a las pieles fatigadas.

Para todo tipo de piel y mi aceite preferido

Aceite de coco

Huele divinamente y se adapta a todo tipo de pieles. Es nutritivo y antibacteriano, permite prevenir la aparición de eventuales imperfecciones y hacerlas desaparecer si ya las tenemos. ¡Es la niña de mis ojos!

El más apreciado por las japonesas

Aceite de camelia

Ralentiza la deshidratación y permite luchar contra el envejecimiento prematuro de la piel. Es nutritivo, protector, suavizante y flexibiliza la piel. Tiene virtudes emolientes. Las japonesas lo usan tanto para la cara como para el cabello.

Etapa 7: el bálsamo labial

¡El toque final del layering! Tiene por objeto hidratar los labios y protegerlos de las agresiones externas, tales como la humedad, la sequedad, los cambios de temperatura... Unos labios suaves y bonitos son la guinda del pastel en un rostro completamente hidratado y limpio. Con ellos enmarcamos la sonrisa y con ellos damos los besos más dulces, por lo tanto: ¡Nunca deben olvidarse!

¿Qué bálsamo escoger?

En la farmacia hay muchísimos bálsamos labiales y en las tiendas bio también. Escoge una buena barra que puedas llevar en el bolso. Además, podemos encontrarlos de color rosa y con sabores diferentes para dar un toque femenino.

La manteca de karité es un excelente bálsamo labial. Lucha con eficacia contra el envejecimiento celular. Es calmante, cicatrizante e hidratante. Pero cuidado: la manteca de karité blanca y sin olor es refinada y, por tanto, de menor calidad y menor eficacia. Aconsejo comprarla en una tienda bio. Parece cara, pero dura tanto tiempo que a, la larga, no lo es en absoluto.

Truco: Cepíllate los labios con el cepillo de dientes (un cepillo suave, se entiende). Ello favorece la circulación sanguínea, elimina las pieles muertas y suaviza los labios.

La mascarilla de algodón de las japonesas

Las japonesas, evidentemente, adoran cuidarse la piel. El layering es uno de sus secretos pero tienen otros como el que ahora presentamos, tan importante que no debemos ignorarlo si lo que queremos es conseguir resultados rápidos y visibles. La mascarilla de las japonesas tiene por objeto optimizar la eficacia de la loción. De este modo, el rostro recibe una especie de bomba desde la primera aplicación. Como en todo cuidado de belleza, es la regularidad de las aplicaciones lo que nos asegura el éxito. Tu piel estará fresca, carnosa y con una fina textura. Además, esta mascarilla no sólo es buena para tu rostro sino para tu mente, porque el tiempo de llevarla puesta te proporciona un ratito de paz y reposo absoluto.

Para hacer esta mascarilla bastarán muy pocos elementos. Todo el mundo puede hacerse una con materiales que corren por casa. Necesitarás:

- pañuelos de papel o gasas de algodón de la farmacia
- tijeras limpias
- un platito llano
- un vaporizador con agua mineral
- tu loción cotidiana

Atención, tu piel debe estar perfectamente limpia (etapas 1 y 2 del layering) y tus manos bien limpias.

Empieza por coger un pañuelo de papel o una gasa. Una vez desplegado, comprueba que sea lo suficientemente grande como para cubrirte la cara. Dóblalo en dos. Con unas tijeras, corta unos círculos para los ojos, uno en el centro para la nariz y otro agujero alargado para la boca. Abre la mascarilla y colócala en un plato llano. Humedécela (pero no mucho, porque si es de papel se deshará) con agua termal en espray. Luego embébela con tu loción.

Cógela con ambas manos, delicadamente, y colócala sobre tu rostro de manera que se quede pegada a la piel. Debe ser como una segunda piel. En esta etapa estarás como momificada: ¡ojo, no vayas asustando a la familia!

Deja que la mascarilla se seque. Una vez seca, retírala. ¡Te sentirás como nueva! Tendrás la piel suave y elástica. Esta mascarilla te proporciona la sensación de piel sana y fresca.

Debes aplicarla sólo una vez al día, como mucho, tantos días como te apetezca. Luego sigue con las etapas 4, 5, 6 y 7 del layering.

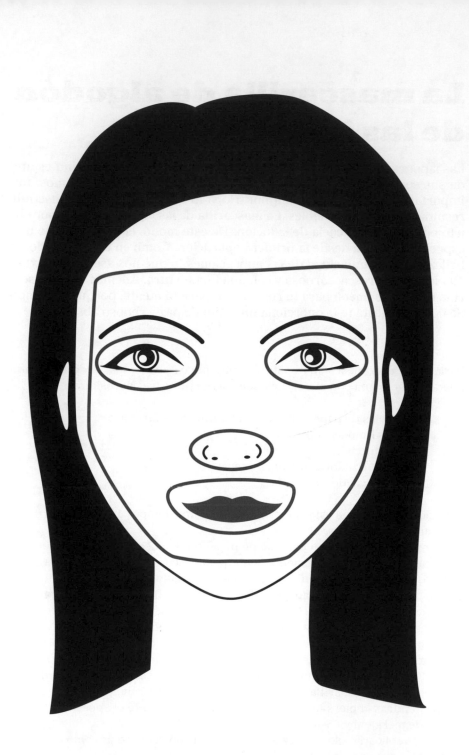

La mascarilla de harina de arroz

Las japonesas conocen perfectamente los beneficios del arroz sobre la piel. Es rico en vitaminas B, en fósforo y en magnesio. Ellas utilizan la harina de arroz desde hace miles de años; es un cuidado que se transmite de generación en generación, reconocido por sus propiedades matificantes y absorbentes. Seguidamente, expondremos la receta de la mascarilla de arroz que tanto adoran las japonesas y que tiene como virtud la de volver la piel fina y sedosa. Es tolerada por las pieles sensibles y reactivas. Atención, la piel debe estar previamente limpia (etapas 1 y 2 del *layering*).

En un bol, vierte una cucharada sopera de harina de arroz bio y un chorrito de leche, batiendo hasta obtener una pasta homogénea y no demasiado líquida. Calienta ligeramente una cucharada sopera de aceite de sésamo al baño-maría. Cuidado que no esté muy caliente, y mucho menos hirviendo, sino tibio. Si te has pasado y está muy caliente, deja que se enfríe un poco. ¡La cuestión es que no te quemes la cara!

Aplica el aceite con toquecitos por todo el rostro. Luego, extiende la mascarilla de arroz formando una capa espesa sobre la cara. Déjatela puesta unos 15 minutos y, después, aclara con agua.

Puedes afinar este cuidado terminando con el deslizamiento de un cubito de té verde (*véase* pág. 20). Para finalizar, continúa con los pasos 4, 5, 6 y 7 del *layering*.

El baño de vapor en el rostro

Éste es un rito de belleza conocido y practicado desde la noche de los tiempos. Tiene por objeto relajar y, sobre todo, limpiar la piel en profundidad, retirar las impurezas y favorecer la circulación sanguínea. El baño de vapor debe llevarse a cabo sobre una piel previamente limpia (etapas 1 y 2 del *layering*).

Calienta una buena cantidad de agua (de 1,5 a 2 litros).

Cuando eche vapor, viértela en una palangana de plástico (nada de cristal). Añade una cucharada sopera de tomillo, de té verde o unas 10 gotitas de aceite esencial de limón o de lavanda.

Sentada en una silla, coloca la cara encima de la palangana tápate la cabeza con una toalla, para que no se escape el vapor, como cuando se hacen inhalaciones para el resfriado. Cierra los ojos y permanece a unos 20 cm del agua. No hay que quemarse: si te parece que el vapor está demasiado caliente y te duele, retírate un poco, hasta conseguir la distancia adecuada que te resulte confortable. Cuanto más sensible y reactiva tengas la piel, más tendrás que recular.

Este baño de vapor puede durar entre 10 y 15 minutos. Enjuaga la cara con agua fresca. Aconsejo pasar un cubito de té verde justo después, para cerrar los poros y optimizar el efecto dinamizador y alisador.

Sigue, luego, con las etapas 3 (si no te has pasado el cubito de té), 4, 5, 6 y 7 del *layering*.

La exfoliación

Para tener una piel limpia, sana y luminosa, no hay nada como una exfoliación una vez por semana. En efecto, la exfoliación nos permite retirar la piel muerta, susceptible de darnos un color apagado y ensuciar los poros. Cuidado con no agredir la piel ni pelarla. No es ése el objetivo que se busca.

Sea cual sea la naturaleza de tu piel, aconsejo practicar siempre cuidados suaves. Encontrarás exfoliantes de calidad en todas las gamas de cosméticos bio. Escoge exfoliantes para pieles sensibles, más suaves y respetuosos con la epidermis.

Cuando apliques el exfoliante, haz gestos suaves. Nunca te frotes la cara como si estuvieras limpiando una sartén grasienta. Haz movimientos circulares, sin restregar.

La mayoría de exfoliantes se aplican sobre la piel húmeda. Aplícalo tras haberte limpiado el rostro. No olvides enjuagar muy bien con agua fresca. Ésta es una etapa importante para que el resultado sea satisfactorio. Tras un exfoliado, se puede aplicar una mascarilla.

A las japonesas les gustan las recetas de la abuela. No dudan en emplear ingredientes que haya en la cocina para prepararse sus cuidados de belleza. Es una forma eficaz y económica de emplear materias primas frescas, netas y de calidad. Vamos a ver unas cuantas recetas para elaborar el exfoliante en casa.

Exfoliante de yogur con almendra en polvo y miel

Añade dos cucharadas soperas de almendras en polvo a un yogur natural, junto con una cucharadita de miel. Mezcla bien.

Aplica la mezcla en el rostro evitando el contorno de ojos y la boca.

Masajea delicadamente insistiendo en la zona T (frente, nariz, mentón). No te toques los ojos.

Enjuágate la cara con abundante agua tibia.

Truco: si tienes los poros dilatados, reemplaza la miel por una cucharada sopera de limón.

Exfoliante al aceite de oliva con sal fina

Mezcla dos cucharadas soperas de sal fina con una o dos cucharadas soperas de aceite de oliva.

Aplica la mezcla sobre el rostro húmedo, con suaves movimientos circulares.

Enjuágate la cara con agua tibia.

Lávate la cara con agua y jabón para retirar la película aceitosa que deja el aceite de oliva. Evita el contorno de ojos.

Exfoliante de yogur con azúcar

Mezcla tres cucharadas soperas de yogur natural con 2 cucharaditas de azúcar. Aplica la mezcla sobre la piel húmeda con suaves movimientos circulares. Evita el contorno de ojos.

Enjuaga con abundante agua tibia.

Plus: todo tu cuerpo necesita ser exfoliado de vez en cuando. Puedes utilizar este sistema doblando las cantidades, en la ducha.

Baños y masajes

Baños purificantes

A las japonesas les encanta tomar baños purificantes. Así el baño se transforma en un ejercicio saludable, por eso es importante tomarlos estando perfectamente limpios.

El objetivo es sudar para eliminar toxinas y desintoxicar el cuerpo. El agua debe estar bien caliente, entre 38 y 41° C. No hay ninguna necesidad de quedarse media vida macerándose, con 15 minutos bastará. Se aconseja ir bebiendo té verde o vasos de agua mineral antes de meterse en la bañera, para favorecer la eliminación de las toxinas a través de los poros, al sudar.

Para suavizar la piel, se puede añadir al agua del baño 1 cucharada sopera de aceite vegetal. Los poros, dilatados por el agua caliente, absorben el aceite disuelto en el agua. Para estos casos, las japonesas usan frecuentemente el aceite de camelia, que nutre la piel en profundidad. Por mi parte, prefiero el aceite de coco porque añade, a ese momento de serenidad, una fragancia exótica muy particular. Tras el baño, las japonesas enrollan su cuerpo en una toalla y se tumban un ratito para acabar de sudar. Luego se duchan con agua tibia y acaban dejando caer agua fría. Esta fase fortalece el metabolismo y favorece la eliminación de las toxinas.

Los masajes

Los masajes también forman parte de los secretos de belleza ancestrales. Se dice que las japonesas se repiquetean cien veces el rostro para mejorar la circulación sanguínea. Les encantan los automasajes para estimular los vasos sanguíneos y revitalizar la piel. Entre sus «cacharros» de belleza, siempre podremos encontrar rodillitos para masajear la cara suavemente. Estos pequeños objetos son reputados también en acupuntura porque permiten masajear lugares claves del rostro.

Numerosos masajes ancestrales de la cultura japonesa han hecho entrada en Europa. El shiatsu es uno de los más populares. El masaje «kobido» es un cuidado estético y energético especial para la cara. Tiene efecto antienvejecimiento, rejuvenecedor y provoca un minilifting en la piel. Los masajes japoneses se concentran en el mapa de meridianos del cuerpo, cuyo objetivo es reequilibrar la salud corporal, mediante puntos de presión, gestos de modelaje más o menos intensos en zonas concretas.

Pierde unos momentos al día para practicar los automasajes. Cuando se trate de la cara, vigila que la manipulación sea suave para no estresar la piel. Lávate bien las manos antes de darte un masaje facial. Mediante movimientos de rotación, de presión y de caricia, dirígete a la base del cráneo, regálate un ratito de serenidad y cuídate. Puedes calentar una gotita de aceite de sésamo entre tus manos para que los dedos resbalen mejor.

Los masajes son momentos de intimidad con nuestro propio cuerpo. En pareja o con una amiga, podemos encontrar un momento de paz y armonía, ganando en conocimiento de uno mismo, de nuestro cuerpo y de nuestras sensaciones. Si dispones de dinero, ponte en manos de un profesional especialista en este tipo de masajes.

El cepillado corporal

«¿Cepillarse el cuerpo? ¡Pero qué dices!». El cepillado corporal es un ritual simple y eficaz al que las europeas no estamos acostumbradas. Todas conocemos el cepillo de dientes, el cepillo para el pelo, el cepillito de las uñas, pero ¿un cepillo para el cuerpo? Sin embargo, cepillarse el cuerpo es un ritual de belleza y salud cotidiano que las japonesas practican desde hace siglos.

Este cepillado se realiza en seco, antes de la ducha nocturna o –si no te duchas por la noche– justo antes de ponerte el pijama. Para ello deberás comprar un cepillo suave, por ejemplo de cerdas de jabalí. Los movimientos deben ser suaves y de abajo arriba, para que la sangre suba desde las extremidades. No olvides cepillar manos y pies.

Esta costumbre tiene numerosas ventajas, como la de oxigenar tu sangre, eliminar las células muertas de la piel, evacuar toxinas, reforzar el sistema inmunitario y conseguir una sensación de bienestar y perfecta armonía con tu cuerpo. Descubrirás que consigues una piel suave y luminosa. El cepillado corporal, acompañado de una buena higiene de vida, te ayudará a luchar, por poco dinero, contra la fea piel de naranja. Parece que la piel es como un segundo cerebro que conserva, en sus tejidos, nuestro estrés y nuestras heridas morales... Ésta es una buena manera de deshacerse de las experiencias y recuerdos amargos que se incrustan y, con el tiempo, acaban por intoxicarnos.

Sin embargo, quiero hacerte una recomendación. Evita cepillarte si sufres una enfermedad grave, heridas o muchas varices. Si tienes alguna duda, consulta con tu médico. Quizá tengas que conformarte con cepillarte sólo la cara, en cualquier caso hazlo con suma suavidad. Para el rostro es preferible un cepillito de pelos naturales concebido particularmente para usar en la cara. No lo hagas nunca con el cepillo del cuerpo...

Esconderse del sol

En Japón, la belleza se fundamente en un criterio que no conocemos en Europa: la blancura de la piel y el aspecto de lirio. Nosotros, por el contrario, nos exponemos al sol y relacionamos belleza con bronceado porque nos gusta tener «buen color». Nuestro concepto de buen color se contradice diametralmente con el criterio japonés.

Para ellos, la blancura es sinónimo de frescura, higiene, inocencia y feminidad. Las japonesas se protegen todo lo posible del sol y lo consideran nefasto para la piel: pecas, arrugas, envejecimiento prematuro... Lo que ellas quieren es una cara blanca y lisa como un espejo. Por eso juegan al escondite con el sol. Gafas de sol, sombreros, sombrillas para ir andando por la calle y crema solar son indispensables.

Japón es el primer país en el mundo en la venta de cosméticos anti-UVA y anti-UVB, que luchan contra el sol. Consideran que esconderse del sol es el primer secreto de belleza. Quizá por eso las japonesas parecen diez años menores que las europeas de su misma edad.

Nosotras podemos añadir a nuestro arsenal de belleza la crema con filtro solar, en pequeña cantidad, evidentemente. Aplícala sobre rostro y cuello tras la hidratante (etapa 6 del *layering*). Piensa también en las manos, para evitar las manchas del sol y de la edad.

El ritual del *layering* capilar

Como ya sabemos, el *layering* es un concepto que se organiza en torno a la superposición de «capas» de cuidado cosmético para optimizar la belleza y el vigor del cabello.

Cada «capa» representa una etapa y un beneficio diferente. El orden cronológico de estas etapas debe ser escrupulosamente respetado.

- **Etapa 1:** el baño de aceite

- **Etapa 2:** el champú doble

- **Etapa 3:** el desenredado

- **Etapa 4:** el brillo

- **Etapa 5:** secado y peinado

Esta práctica capilar tiene por objeto sacar el mejor partido de tu pelo. Debes saber que hay que repetir este ritual durante tiempo para que se convierta en una costumbre, en una rutina, que marcará la diferencia con una melena que no goza de estos cuidados.

Etapa 1: el baño de aceite

Nuestro cabello suele ser bonito. La naturaleza lo dota de una capa de protección: el sebo. Pero la naturaleza no tiene previsto que, luego, sometamos a nuestro cabello a duras pruebas y no sabe que su protección no basta para luchar contra la polución exterior e interior que forma parte de nuestra vida cotidiana.

Cada día, nuestro pelo se enfrenta a factores tóxicos como las variaciones climáticas (frío, viento, calor, cambios repentinos de temperatura), los rayos UVA y UVB del sol, el humo, los tubos de escape, el ozono, lo hidrocarburos, la cal del agua…, pero también nuestras propias elecciones en materia cosmética: plancha, secador con aire ardiendo, champús agresivos… Además, nunca pensamos en la contaminación interna como el estrés, las medicaciones hormonales, la mala alimentación, el consumo excesivo de grasas, la falta de nutrientes, los pesticidas contenidos en fruta y verdura, los metales pesados del pescado, etcétera.

¿Qué podemos hacer para socorrer una melena asfixiada que necesita fortificarse?

Las japonesas han encontrado un aliado: el baño de aceite

¿Un baño de aceite? A primera vista suena fatal y poco higiénico. No te inquietes, no vamos a hablar de litros de aceite empapando tu melena. Todo es cuestión de dosis.

En efecto, se trata de un «baño de aceite» de una media hora, antes de lavarte el pelo con un buen champú. También puedes dejarte el aceite toda la noche, si te ves con ánimo para ello. Todo dependerá de las ganas que tengas, las prisas o la calma y del tiempo de que dispongas.

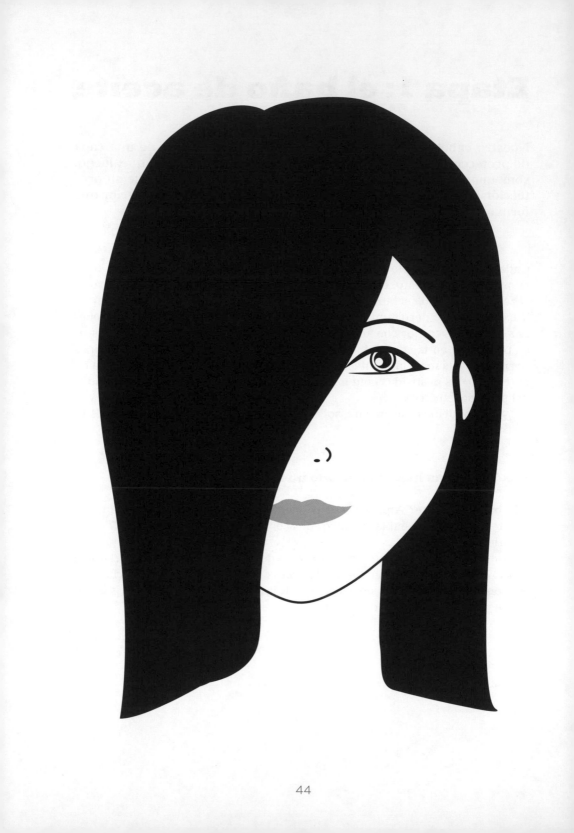

¿Cómo darse un baño de aceite?

Escoge un aceite vegetal bio que se corresponda con tu tipo de pelo y que te aporte aquello que quieras conseguir.

Aplica el aceite, poco a poco, por toda la melena. Si tiendes a tener grasa en la raíz, evita aplicar el aceite al cuero cabelludo y concéntrate en la mitad inferior de la melena. Si tu cuero cabelludo es normal o tiende a seco, aplica unas gotas de aceite directamente sobre el cráneo, efectuando un masaje circular con las yemas de los dedos. Insiste en empapar las puntas secas. El truco de todo está en la dosis: ni demasiado aceite ni demasiado poco. Lo que jamás debes hacer es dejarte la cabeza chorreando de aceite. Es muy probable que necesites varios intentos para encontrar la dosis perfecta para ti. Evidentemente, la dosificación dependerá de la longitud del pelo. En el caso de los baños de aceite, más vale quedarse corta que pasarse en la cantidad, a no ser que te apetezca lucir una melena grasienta y de aspecto sucio durante toda una semana, por mucho que te lo laves.

Opcional: Para mejorar la eficacia del baño de aceite, puedes cubrirte la cabeza con film transparente. Por encima de este gorro improvisado, enrolla una toalla caliente. El efecto del calor favorecerá la penetración del aceite a través de los poros del pelo.

Atención: Hay que tener en cuenta que este tratamiento sirve para darle al pelo un aspecto liso y suave. No sirve para reparar un pelo muy estropeado. Los tratamientos que aseguran reparar completamente un pelo quemado son falsos y se basan sobre todo en el empleo de silicona, que te dará una falsa impresión de «reparación» pero, en realidad, el pelo estropeado sigue ahí, tan mal y frágil como antes. Pasarse a los cuidados naturales y ecológicos significa cuidar de la textura profunda del cabello, sin artificios ni «tiritas».

Vamos a ver unos cuantos aceites vegetales y sus beneficios específicos para cada tipo de pelo:

Aceite de camelia

¡Es el elixir de las japonesas! Su aceite preferido. Fortifica el pelo y se adapta a todo tipo de cabellos. Cuida el cabello seco y les devuelve el tono, aportando volumen.

Aceite de oliva

Perfecto para los cabellos apagados y los cueros cabelludos irritados. Nutre en profundidad y aporta brillo.

Aceite de macadamia

De tacto seco, es ideal contra las agresiones exteriores. Se aconseja su uso en cabellos teñidos o quebradizos.

Aceite de coco

Perfecto para el pelo rizado y poroso. Es muy eficaz para las puntas abiertas, el cabello seco y, además, tiene una deliciosa fragancia.

Aceite de aguacate

Aconsejado para el pelo con puntas abiertas y secas, además, estimula el crecimiento. Da brillo y vigor a los cabellos.

Aceite de nuez de Brasil

Aceite seco que permite nutrir en profundidad sin engrasar. Es un aliado del pelo fino que no soporta la grasa de los demás aceites. Perfecto para el pelo quemado.

Aceite de ricino

Tiene la particularidad de favorecer el crecimiento del pelo. Es un aceite muy espeso y viscoso, pero muy eficaz. Resulta un buen tratamiento para los cabellos secos y un aliado perfecto para frenar la caída del cabello.

Aceite de yoyoba

Ideal para el pelo graso, normaliza la producción de sebo. Lucha contra el pelo seco y quebradizo, favoreciendo el brillo y la flexibilidad. Permite frenar la caída del cabello.

Información: Es importante escoger aceites ecológicos pero también es imperativo que leamos en la etiqueta «primera presión en frío». Es un plus de calidad y de riqueza nutritiva.

Etapa 2: el champú doble

Seguro que ya has oído decir que lavarse el pelo muy a menudo no es nada conveniente. En efecto, cuanto más espacies el champú, mejor reaccionará tu cabello. Un lavado por semana es más que suficiente, aunque dos pueden tolerarse en algunos casos. No más.

La mayoría de los europeos tenemos una obsesión con llevar «el pelo limpio». De tanto lavarnos el pelo, acabamos estropeándolo y perdiendo brillo y flexibilidad porque agredimos continuamente la fibra capilar. La composición de los champús, con su efecto espuma (abrasivo, en realidad), estropea el pelo con el tiempo y, además, añadimos el problema del cloro y de la cal que contiene el agua del grifo.

¡Qué agradable es sentir el agua de la ducha, bien calentita, resbalando por nuestra cabeza y empapando todo el pelo! Sí, quizá sea agradable, pero no hay nada peor para el cabello que el agua muy caliente. Para lavarse el pelo, las japonesas sólo utilizan agua tibia, que es la única forma de conservar sus largas y espesas cabelleras negras.

¿Cómo se aplica el champú doble?

Supongamos que tienes el pelo aceitoso porque te has dado un baño de aceite (etapa 1 del *layering* capilar). Empieza por mojarte el pelo con agua tibia, después procede al primer enjabonado. Para este primer paso, no utilices una gran cantidad de champú. Lo ideal es diluir una pequeña cantidad de champú en una copa de agua. Aplícalo sobre el cabello mojado y efectúa un suave masaje circular por todo el cuero cabelludo. No te frotes la cabeza con energía ni te rasques con las uñas porque, de ese modo, sólo conseguirás estropearte el pelo y desequilibrar tu cuero cabelludo. Se utilizan siempre las yemas y jamás las uñas. La piel de tu cráneo debe moverse un poco pero no sufrir estirones. Una vez enjabonada, enjuaga con agua clara. Enjabónate por segunda vez y conseguirás eliminar todo rastro del aceite y de suciedad del cabello. Enjuaga con abundante agua clara y tibia.

Champús personalizados y caseros

Si compras el champú en el súper, debes leer bien los ingredientes de las etiquetas. Muchos son los champús y los tratamientos capilares que ofrecen resultados «efímeros». Cuanto más espumoso sea el champú, más decapante será para el cuero cabelludo.

Puedes escoger un champú neutro e incorporar tú misma el cuidado específico que necesites, utilizando aceites esenciales. Esto es muy simple. Encuentra una copa o bol donde diluirás el champú en un poco de agua. Añade, entonces, entre 2 y 5 gotas de aceites esenciales. Mezcla bien y aplica sobre el cabello mojado. Masajea como de costumbre y enjuaga.

Algunos ejemplos de aceites esenciales que pueden incorporarse al champú, según tus necesidades:

Para la caída del cabello

Cedro, enebro, limón y romero, palo santo.

Cabellos castigados con puntas abiertas

Palo de rosa, sándalo.

Cabellos grasos y reactivos (caspa, psoriasis...)

Palo santo, limón, ciprés, lavanda, romero, té.

Cabellos secos

Ylang-ylang, geranio de Egipto, lavanda, romero.

Atención: Los aceites esenciales están terminantemente prohibidos en las mujeres embarazadas o en período de lactancia. Pide siempre consejo a tu médico o naturópata.

Champú 100 por 100 casero

Champú de rhassoul para pelo graso

La arcilla rhassoul es perfecta para regular el sebo del cuero cabelludo graso. Esta tierra arcillosa natural se encuentra fácilmente en Internet o en las tiendas ecológicas. Permite limpiar y suavizar el cuero cabelludo. Su uso es simple: basta con disolver una cantidad de arcilla rhassoul en un poco de agua caliente, aplicarla sobre el cabello y masajear. Puedes dejarla actuar unos minutos, como una mascarilla capilar. Enjuaga como lo harías con un champú. Ésta es una sencilla forma de devolver el brillo a tu cabello, dejándolo flexible y voluminoso.

Champú anticaspa (receta de la abuela)

Mezcla ½ litro de agua mineral y 1 cucharada sopera de bicarbonato sódico. Utiliza esta composición en el pelo previamente mojado. Emulsiona bien y enjuaga.

Champú para pelo castigado

Añade 2 cucharaditas de miel al zumo de un limón. Mezcla con dos huevos batidos y aplica sobre el pelo mojado. Déjalo actuar entre 5 y 10 minutos. Enjuaga con abundante agua tibia.

Atención: Este champú debe enjuagarse siempre con agua tibia o fría. ¡Si usamos agua caliente se cocerán los huevos!

Etapa 3: el desenredado

Las japonesas odian los nudos. No hay nada más desagradable que tener que deshacerse auténticos «nidos de pájaro» de una larga cabellera cuando se sale de la ducha. Ensañarse con el pelo con gestos bruscos, haciendo fuerza, con un peine o cepillo inadaptado que rompe el pelo y nos da dolorosos estirones, sólo sirve para arruinarse la melena. Para evitar ese desagradable momento, lo mejor es un tratamiento específico para desenredarse el pelo y peinarlo con facilidad.

¿Cómo aplicar el acondicionador?

El desenredado se lleva a cabo con un producto que no se aplica como un champú, no hace espuma. Úsalo en pequeña cantidad y distribúyelo sólo por el cabello, sin aplicarlo en el cuero cabelludo. Si te los pones en el cráneo te arriesgas a engrasarte el pelo, a la larga. Déjalo actuar unos minutos antes de aclararlo.

Escoge tu acondicionador ideal

En el mercado hay una inmensa oferta de acondicionadores para desenredarse el pelo, también en marcas ecológicas. Escoge, siempre que puedas, el tratamiento más suave. Puedes encontrarlo en forma de crema o en fluido, pero también se presenta en forma de espray que luego se enjuaga. Como siempre, lee bien las etiquetas. Escoge fórmulas simples con componentes que seas capaz de pronunciar y de comprender. Si no, puedes entretenerte haciéndote tu propio acondicionador casero. Vamos a ver un par de recetas muy eficaces.

Receta casera n.º 1

Ingredientes: 1 yema de huevo, el zumo de un limón colado y miel.

Coloca las yemas en un pequeño recipiente reservado a este efecto. Añade 2 cucharaditas de miel y el zumo de un limón. Bátelo con un tenedor. Tu acondicionador ya está listo. Con el pelo limpio tras dos enjabonados y un buen aclarado (etapa 2), aplica tu acondicionador por el pelo, sin llegar a la cabeza. Deja actuar de 5 a 10 minutos y enjuaga abundantemente.

    Atención: Este acondicionador para desenredar el pelo, como el champú para cabello castigado, debe ser enjuagado con agua tibia o fría, porque si nos enjuagamos con agua caliente se cocerán los huevos...

Coloca unos copos de avena en un vaso grande y cúbrelos de agua mineral. Cuenta siete partes de agua por una parte de copos. Mezcla con una cuchara hasta que el agua se vuelva lechosa. Así obtendrás «leche de avena». Cuela los copos para que te quede sólo la leche y colócala en un frasco pulverizador previamente desinfectado. Aplica esta receta sobre el cabello para desenredarlo suavemente. En este caso, no es necesario enjuagar. Puedes conservar el espray en la nevera durante 3 días.

Etapa 4: cuidados para el brillo

Las japonesas cuentan con una cabellera espesa, larga y saludable, pero también brillante y sedosa. ¿Podemos, las europeas, aplicar estos adjetivos a nuestro pelo? Estaría bien poder hacerlo, ¿no? Ahora que tu pelo está nutrido, perfectamente limpio y desenredado, vamos a darle un toque de brillo que lo haga relucir de buena salud.

Cuidados para el brillo

Para esta etapa puedes utilizar un producto abrillantador, un «gloss» e incluso un «soin éclat», que encontrarás en las tiendas ecológicas en todas las formas posibles: espray, crema, sérum... Estos cuidados para el brillo suelen ser sin aclarado y se aplican sobre el cabello húmedo, cuando se sale de la ducha. Como de costumbre, escoge siempre tratamientos ecológicos, exentos de química y siliconas. No necesitas nada falso para conseguir algo auténtico.

Esta etapa del *layering* capilar tiene por objeto aportar luz a tu pelo. Interesa retirar la cal del agua del lavado y las trazas de champú que puedan haber quedado. Dichas trazas son invisibles al ojo humano pero están ahí, presentes, para asfixiar el cabello y dejarlo mate y apagado.

Como ya has visto, a las japonesas les gusta la naturalidad. Vamos a referirnos ahora a dos ingredientes que todo el mundo tiene en casa. Ambos son tan eficaces como cualquier producto especial para el brillo que podamos comprar a precio de oro en la farmacia o la tienda de cosmética.

El vinagre de sidra

Llena una botella de agua y añade tres o cuatro chorros de vinagre de sidra, ecológico. Agita la botella para mezclar. Puedes enjuagarte el pelo con esta agua avinagrada y conseguirás que se cierren las grietas de cada pelo, cerrar poros y que brille tu melena. El olor del vinagre de sidra no te incomodará porque es muy volátil y no dura más que unos segundos, te lo aseguro.

El vinagre de sidra tiene un pH muy parecido al de la piel humana y puedes aplicarlo, sin temor, tanto en el cuero cabelludo como en el resto de la melena.

El zumo de limón (ideal para el pelo graso)

Llena una botella de agua fría y añade el zumo de medio limón, o de un limón entero si tienes el pelo bastante largo. Debes filtrar el zumo antes de añadirlo al agua para que no te queden trocitos de pulpa pegados al pelo. Después, agita bien la mezcla. Enjuágate el pelo con esa agua; de esta forma se cerrarán los poros y conseguirás un brillo perfecto.

¿Por qué un último enjuague con agua fría?

Aunque el último enjuague pueda parecer desagradable, el agua fría resulta muy saludable porque activa la microcirculación del cuero cabelludo, lo cual favorece la resistencia del cabello y un mejor crecimiento. También sirve para cerrar los poros, aportando brillo.

Ahora ya has realizado las cuatro etapas esenciales para el cuidado del cabello que te permitirán lucir una bonita melena, sana y cuidada. Sólo te queda un último paso para conseguir un bonito peinado.

Etapa 5: secado y peinado

¿Sabes que las japonesas envidian a las europeas que tienen el pelo rizado? ¡Paradójicamente, las europeas envidian las largas melenas lisas y poco voluminosas de las japonesas! Luchar contra la naturaleza y la genética no es la mejor solución para tener un pelo sano. Intenta aceptar tu pelo tal cual es y sacar el mejor partido de su forma y color natural. Tenemos que apreciar lo que somos para sacar provecho de nuestras particularidades, nuestras diferencias y nuestro propio valor.

¿Cómo secarse el pelo?

Una vez fuera de la ducha, enróllate la cabellera en una toalla limpia. De este modo estarás empezando a secarte el pelo con suavidad. Retira la toalla y procede al secado. Gracias a la etapa 3 del *layering* capilar, no tendrás que desenredarlo, arriesgándote a romperlo. Basta con un cepillado suave para ponerlo en su sitio. Quienes puedan se lo dejarán secar al aire libre, que es la forma más respetuosa con las fibras capilares. Pero, incluso en estos casos, hay que evitar salir de casa con el pelo mojado porque, mojados, los cabellos son mucho más sensibles a los cambios de temperatura y a los contaminantes. Las japonesas jamás se acuestan ni salen a la calle con el pelo mojado. Esas malas costumbres estropean el pelo y no sirven de nada. Si eres una adepta al secador, por la rapidez y comodidad que proporciona, escoge siempre la temperatura menor, aunque tarde más en secar. Ten en cuenta que el calor reseca y vuelve el pelo quebradizo, así que con el tiempo tendrás un pelo mate y feo a causa del calor. Un truco maravilloso es secarse el pelo cabeza abajo. Tener la cabeza hacia abajo mientras se usa el secador favorece el flujo sanguíneo en el cuero cabelludo, oxigenando los bulbos. Además, conseguirás más volumen. En general, todos los aparatos para domar, peinar y conseguir un pelo diferente al nuestro, como planchas, rulos calientes, etcétera, son unos auténticos ingenios de tormento para el pelo. No te dejes influir por la moda ni vayas radicalmente en contra de la naturaleza de tu propio pelo natural.

Peinarse

Las japonesas suelen llevar el pelo suelto todo el tiempo posible. Algunos días pueden hacerse una cola de caballo o un moño alto que despeje sus nacarados cuellos, símbolo de seducción y feminidad. Ellas saben que cuanto más constreñido se lleva el pelo con gomas, clips, horquillas y cintas, más rápido se fragiliza y se rompe. Por eso, cuando se lo recogen, lo hacen con elásticos suaves y forrados, nuca se aprietan el pelo y no se lo recogen siempre por el mismo sitio, para evitar que se rompa. También utilizan palos de madera o de hueso para recogerse un moño flojo durante un ratito.

Debes saber: Para las que utilizan cosméticos que ayudan al peinado, encontrarás un gran surtido en tratamientos capilares ecológicos que te ayudarán a mantener el pelo como tú quieras: espumas, lacas, espray de cera, geles de peinado, cremas... Con todos estos productos debes tener la mano pequeña porque, de lo contrario, te quedará el pelo acartonado y perderás naturalidad y feminidad.

Productos caseros para el peinado

El espray de peinado

Echa una cerveza en un vaso y retira la espuma. Con una cuchara, remueve para eliminar el gas, es decir, que tendrás que remover con energía. Cuando la cerveza esté desbravada, vierte la cerveza en un frasco pulverizador previamente limpio y desinfectado. Puedes aplicar esta cerveza directamente a tu pelo para fijar el peinado sin efecto «cartón». Recuerda que el olor de la cerveza desaparece en muy poquito tiempo.

Para el cabello rizado

Ésta es una sencilla receta que dibujará tus rizos perfectamente, evitando el encrespamiento.

Vierte un buen vaso de agua mineral en un frasco pulverizador, previamente limpio y desinfectado, y añade 5 gotitas de aceite esencial de lavanda ecológica.

Cierra el frasco y agita enérgicamente. Tu preparado para pelo rizado ya está listo. Aplícalo sobre toda la cabellera manipulando el pelo para que vaya cogiendo la forma deseada. Deja secar al aire libre o con aire tibio y suave. ¡El efecto está garantizado! Podrás conservarlo una semana en la nevera.

Atención: Los aceites esenciales están terminantemente prohibidos en las mujeres embarazadas o en período de lactancia. Pide siempre consejo a tu médico o naturópata.

¿Buscas un gel-sérum natural?

¡Prueba el gel puro de aloe vera! Respetará tu cabello y lo mantendrá sano de forma natural. Este gel se puede encontrar en todas las tiendas bio. Se conserva en la nevera.

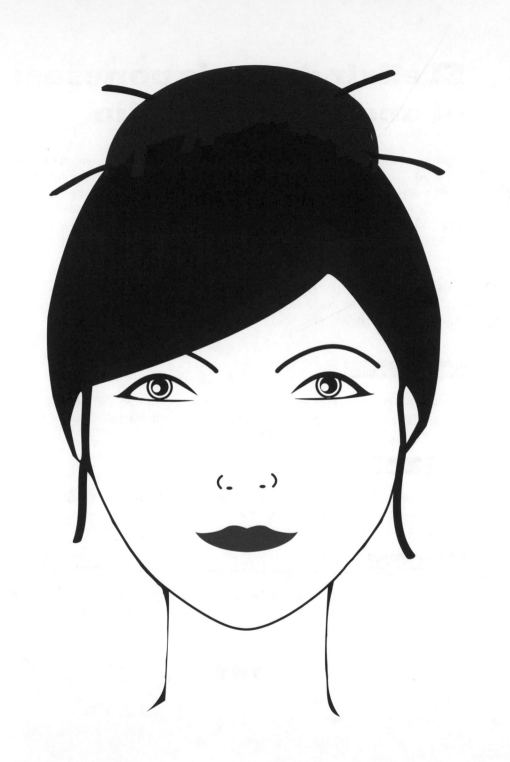

El elixir de las japonesas: el aceite de Camelia

Producto de cuidado ancestral de las japonesas, el aceite de camelia ha demostrado desde siempre sus efectos milagrosos. Es una referencia de belleza tanto para la piel como para todo tipo de cabellos.

Este aceite tiene la virtud de devolver volumen al cabello, además de aportarle mucho brillo, tono y un aspecto sano incomparable. Protege el pelo de las agresiones exteriores como los rayos UVB. Este aceite antiestático disciplina y alisa el pelo encrespado.

Es un auténtico elixir para el cabello castigado, seco y encrespado.

El aceite de camelia también se llama «aceite de té verde». Tiene la particularidad de ser muy fluido y de contar con una ligera y agradable fragancia, que hace más fácil su utilización.

Como mascarilla

Empapa tus cabellos, vigilando no pasarte con la cantidad. Deja actuar entre 20 minutos y varias horas. Como norma general, puedes aplicarlo por la noche y lavarlo a la mañana siguiente.

Como sérum

Es muy útil si se aplica con toques en las puntas. Adminístralo sobre el cabello seco de manera cotidiana. Con el tiempo tu pelo se volverá mucho más resistente.

Para masajes

También resulta muy eficaz. Dispón unas gotas en las palmas de las manos y frótalas para calentar el aceite. Después aplícalo sobre el cuero cabelludo efectuando un suave masaje por todo el cráneo.

Mascarillas y cuidados caseros

Seguramente tienes, en casa y sin saberlo, ingredientes fabulosos para cuidarte el pelo: arroz, aceite de oliva, limones, huevos... ¿No es extraordinario tener tantos tesoros al alcance de la mano? ¡Y hay que ver lo eficaces que son! Pasa de los dictados de la industria y de las modas que te empujan a consumir de todo, aunque luego no te sirva de nada. Puedes hacer milagros con muy poco dinero y esfuerzo, obteniendo resultados más concluyentes que con cualquier cosmético capilar que te cuesta un ojo de la cara.

El arroz

Todo el mundo tiene arroz en un armario de la cocina, sobre todo las japonesas, porque éste es la base de su alimentación.

La mascarilla de agua de arroz

El agua de arroz es muy rica en almidón, el aliado perfecto para evitar el encrespado, fortificar y dar brillo al pelo. Aporta una cierta «pesadez» a la melena, así que, si tienes el pelo fino, mejor no la uses porque perderás volumen. Recupera el agua de cocción del arroz, deja que se enfríe en un recipiente y luego empapa tu cabello, mecha a mecha, con esta composición casera. Ponlo sólo en el cabello, no en el cráneo. Deja actuar entre 15 y 30 minutos antes de darte el champú. ¡Los resultados son sorprendentes!

La miel

La miel es un elixir para la piel y para el pelo. Es cicatrizante y aporta luminosidad. No es aconsejable utilizarla directamente. Lo correcto es diluirla en otros ingredientes. Ésta es una receta para hidratar el cabello sin apelmazarlo. Está perfectamente adaptada a los cabellos finos.

Ingredientes: 1 cucharadita de miel líquida, 10-20 presiones de gel puro de aloe vera.

Mezcla bien ambos componentes con la ayuda de una cuchara para obtener una pasta lisa. Aplica este mezcla por la longitud del pelo, menos en el cuero cabelludo, mecha a mecha. Deja actuar toda la noche y por la mañana procede a lavarlo. Tendrás que aumentar las cantidades de los ingredientes en función de la longitud de tu cabello. Descubrirás, tras haber retirado la mezcla con el champú, que tu pelo está realmente sedoso.

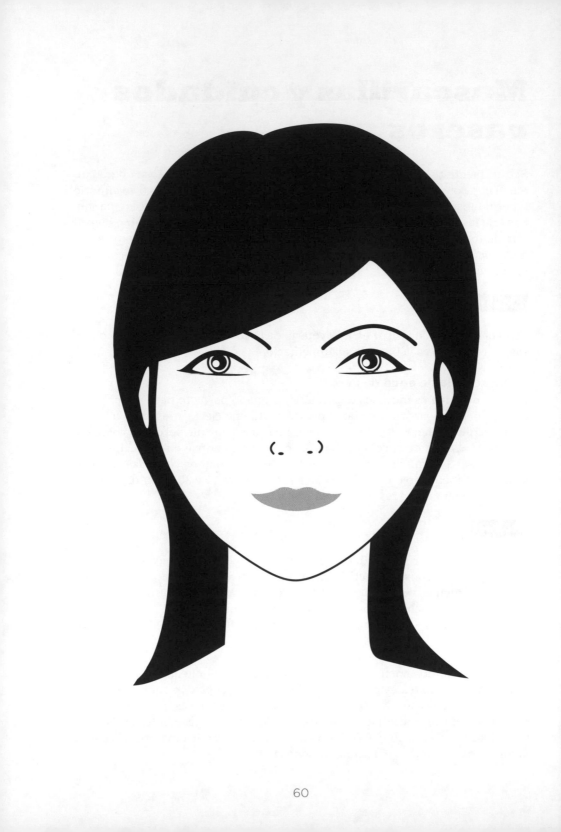

Kushi: el peine de madera

El secreto de las japonesas para cepillarse el pelo es un peine, un peine de madera que lleva el sonoro nombre de *kushi.*

El interés de este peine de madera con largas púas reside en que es capaz de desenredar el cabello con delicadeza y evita su electrificación.

He aquí un objeto simple y evocador de toda la sabiduría ancestral y femenina, procedente del otro lado del mundo. Eres tú quien debe decidir si quieres adoptar este sólido objeto, precioso y natural.

Una historia cuenta que las geishas lustran sus melenas embebiendo el kushi en unas gotas de aceite de camelia. Estos gestos están llenos de feminidad y, por mi parte, me bastan para soñar con la cultura japonesa, ¡tan inspiradora y evocadora de serenidad y equilibrio!

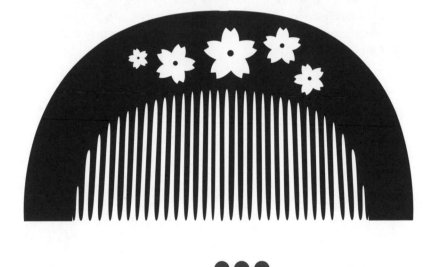

• • •

El masaje en seco

¿Habrá algo más relajante y agradable que un masaje de cráneo? A menudo nos olvidamos de esta práctica tan eficaz para el mantenimiento de nuestro cabello, que permite oxigenar las raíces y favorece el riego sanguíneo. Así se estimula el crecimiento de cabellos más fuertes y resistentes.

¿Cómo darse un masaje craneal?

Para empezar, no hay que confundir una fricción con un masaje.

El ejercicio no consiste en remover los pelos ni en rascarse ni en martirizarse el cuero cabelludo, sino en mover la piel del cráneo. Efectúa movimientos circulares suaves pero consistentes y ve recorriendo la totalidad del cráneo. Se aconseja empezar por la zona de la nuca, pasar por la zona de las orejas y acabar en la parte frontal.

El gorrito de seda para dormir

Imagina que un secreto de belleza para el cabello fuera dormir con un gorrito. Esta costumbre se remonta a siglos atrás. En efecto, el pelo largo puede ser difícil de manejar en la cama, una vez que estamos echadas. Se nos pone sobre la cara, nos lo estiramos sin querer, lo enredamos...

Evidentemente, se puede optar por ponerse un pañuelo bien anudado en lugar de un gorro. Si tienes el pelo liso, puedes dormir con el pelo recogido en un gorro o en un pañuelo, para ello escoge una tela suave y de fibras naturales. La seda es lo más recomendable, pero el algodón ecológico es muy agradable y tiene el mismo efecto.

La idea de dormir con un gorrito despertará la risa en más de una lectora, pero, cuando se prueba, la protección del cabello y la ausencia de nudos acallan las burlas.

Si no quieres adoptar esta costumbre, puedes pensar en una redecilla suelta que proteja tu melena durante el sueño.

Los 10 secretos del interior
para una belleza armoniosa

Para estar resplandeciente hay que estar limpia por fuera y purificada por dentro. Las japonesas son conocidas por llevar una alimentación sana y favorable para la belleza. En efecto, puedes gastarte mucho dinero comprando las cremas y cosméticos más caros del mundo pero, si comes fatal y en cualquier momento del día, tu piel y tu cabello estarán impresentables. Éstos son los secretos de alimentación japoneses que favorecen una salud y una belleza duraderas.

El té

Las japonesas no suelen consumir alcohol nunca, pero beben té verde y té matcha en grandes cantidades. Sus virtudes son muy conocidas: rico en antioxidantes, reduce el riesgo de cáncer.

El té verde

Es una planta fetiche en Japón desde hace siglos. Las hojas de té verde se recolectan aún jóvenes y se secan rápidamente, y después se enrollan. A diferencia del té negro, el té verde no fermentado es rico en taninos. Tiene múltiples virtudes: una fuerte concentración de antioxidantes –que actúan contra el envejecimiento prematuro de nuestras células–, una acción tónica y excitante contra la fatiga, una acción diurética que favorece la eliminación renal del agua. Así como vitamina C, teína y cafeína en grandes cantidades. Para que el té pierda su acción excitante, hay que dejar reposar la infusión bastante rato con el fin de favorecer la difusión de taninos. Cuanto más fuerte sea el té verde, menos excitante resultará. Para quienes quieran optimizar su dieta, el té verde favorece la eliminación de grasas y toxinas. Debes saber también que las japonesas no beben en la mesa. Toman té unos minutos después de las comidas. Resulta muy aconsejable tomar 3 tazas de té verde al día. Su preparación requiere de mucho arte. Prioriza el momento de preparación del té con un simple ritual, sereno y favorable para tu bienestar. Aprende a aromatizar tu té. Varía las fragancias. Pon tus cinco sentidos en su preparación. Escoge una taza de porcelana, una bonita tetera del estilo que más te guste y bebe el té como si de un elixir de juventud se tratara, que ofreces a tu salud y a tu belleza.

El té matcha

El té matcha es un polvo obtenido a partir de las hojas de gyokuro para los mejores tés, o de sencha para los de calidad inferior. Su infusión es verde y espumosa. ¡Es una bomba de vitaminas!
- Contiene la vitamina A, B_6, C, E, K, niacina, ácido fólico, riboflavina y tiamina.
- También es rico en oligoelementos: calcio, magnesio, cobre, hierro, zinc, potasio, fósforo y sodio.
- Es una buena fuente de aminoácidos que reducen el estrés y favorecen la memoria.
- Tiene un alto contenido en clorofila, que desintoxica la sangre.
- Contiene más antioxidantes que el zumo de naranja.
- Es rico en betacarotenos, mucho más que las espinacas y las zanahorias.
- Por su efecto drenante, favorece la pérdida de peso.

La actitud zen con los omega-3 y los omega-6

«Mira siempre en dirección al sol naciente y jamás verás la sombra detrás de ti» (Proverbio japonés).

Una de las primeras cualidades de las japonesas es su serenidad. Está más que demostrado que el estrés destruye nuestras células y causa envejecimiento prematuro. Si vives ansiosa y estresada, tu piel y tus cabellos lo reflejarán y todos los cuidados que les prodigues se verán reducidos a la mitad. Por lo tanto, esfuérzate todo lo que puedas: ¡adopta una actitud zen! Toma distancia de todos los acontecimientos, aprende a distanciarte de las cosas desagradables, a desembarazarte, a respirar y a concentrarte en ti misma para vivir en armonía y apreciar el momento presente.

Los omega-3 y los omega-6, que las japonesas ingieren en gran cantidad (consumen regularmente productos del mar, como las algas y el pescado, así como el sésamo en diferentes formas) son auténticos antidepresivos naturales. Es un método suave que actúa sobre tu estado de ánimo. Los omega-3 son ácidos grasos muy beneficiosos para nuestra salud física y psíquica. No dudes en hacer curas con ellos. Los encontrarás en forma de complementos alimenticios naturales en todas las tiendas bio. De este modo, estarás nutriendo el buen humor y la actitud zen, así como favoreciendo la belleza física.

La soja

A los japoneses les encanta la soja, una legumbre originaria del Extremo Oriente que consumen cotidianamente. La soja es un alimento que cada día desvela una nueva virtud. Es rica en proteínas y es capaz de reemplazar la carne, el queso y los huevos. Su mayor cualidad es su alto contenido en fito-estrógenos (isoflavonas) que luchan eficazmente contra los radicales libres y que influyen de forma positiva en el equilibrio hormonal. También disminuye el riesgo de sufrir enfermedades cardíacas y las tasas de colesterol gracias a su aporte en isoflavonas.

La encontramos en diferentes formas en las tiendas bio: tofu, tofu suave, leche de soja (que reemplaza la perniciosa leche de vaca), crema de soja (que reemplaza la nata líquida)... Su sabor es bastante neutro, así que se adapta perfectamente a platos dulces o salados. Pero, cuidado con abusar de la soja. Es también un acidificante para el organismo, como el resto de legumbres, los cereales y la carne... Un aporte de dos veces por semana bastará para gozar de sus beneficios sin correr riesgo alguno.

Nada de lácteos ni de gluten

Al contrario que los europeos, que nos pasamos la vida comiendo queso, bebiendo leche de vaca y otros alimentos ricos en caseína, los japoneses jamás toman productos lácteos. Del mismo modo, el gluten (que está en el pan, por ejemplo) es casi inexistente en su alimentación, que se basa en el arroz, fundamentalmente. ¿No será otro secreto de su belleza?

En efecto, la proteína de la leche de vaca y el gluten son muy mal tolerados por el organismo humano. Ello provoca patologías muy diversas, recurrentes, así como afecciones cutáneas como el acné, el eccema y la psoriasis. Sin duda alguna, muchos de nosotros tenemos intolerancia a estos productos en mayor o menor medida. Por mi parte, he comprobado cómo ha mejorado la calidad de mi piel desde que dejé de consumir productos lácteos y alimentos que contengan gluten. ¿Por qué no pruebas para ver los resultados? En la actualidad, es fácil reemplazar estos productos de origen animal por «leches» vegetales ricas en nutrientes y muy sabrosas. En las tiendas bio hay leches y cremas de arroz, de avena, de soja, de almendras, etcétera. Para reemplazar los alimentos con gluten (trigo, centeno, avena, espelta...) podemos consumir productos de arroz, quinoa, alforfón, patata...

Te recomiendo el libro de Marion Kaplan, *Alimentación sin glúten ni lácteos*, publicado por Ediciones Obelisco, que te aclarará mucho estas cuestiones.

Masticar bien para digerir y asimilar mejor

La alimentación japonesa es pobre en grasas, en calorías y en azúcares refinados. Un principio importante en Japón es acabar las comidas con un poco de hambre, es decir, sin saciedad. Las japonesas comen poco a poco y con mucha feminidad. Nunca se meten grandes bocados en la boca. Saben degustar lo que comen y disfrutan con una buena comida. Cuanto mejor esté tu sistema digestivo, más resplandecerán tus cabellos y tu piel. Por eso se aconseja masticar muy bien los alimentos y tomarse el tiempo necesario para comer. Al principio, te parecerá que te estás transformando en un rumiante, pero esa sensación se acaba pronto. Tus digestiones mejorarán y descubrirás un secreto extraordinario que se esconde detrás de una buena masticación: comerás más relajada y te saciarás antes. ¡Tu línea te lo agradecerá!

Verdura y fruta a voluntad

Ya conocerás el eslogan «cinco frutas y verduras al día». Las japonesas no necesitan que les recuerden esta regla de higiene alimentaria. A los japoneses les encantan las verduras y las ingieren en cada ingesta, cada día, beneficiándose de todas sus cualidades.

Comen fruta y verdura de manera abundante, tanto cruda como cocida, aprovechando esa fuente inagotable de nutrientes vivos, biodisponibles, que, además, favorecen la salud de la piel y el cabello. Cuando cuecen la verdura priorizan las cocciones rápidas y /o suaves, como el wok, que no requiere de materias grasas y deja las verduras al dente, con un toque crujiente; también les gusta la cocción al vapor, que permite conservar las cualidades nutritivas de los alimentos, así como su sabor y color. Consumen muy pocos productos transformados y prefieren lo esencial, lo simple, magnificando el sabor de los propios alimentos. Como haces para el cuidado de tu piel, escoge fruta y verdura del tiempo y de cultivo ecológico, que serán buenas para tu belleza, tu salud y para la conservación del planeta.

El jengibre

A los japoneses les encanta el jengibre por una razón: se compone de un gran número de nutrientes que lo convierten en una bomba de salud y de belleza. Repleto de antioxidantes, el jengibre es una barrera antirradicales libres y protege notablemente la piel del envejecimiento. Lucha con eficacia contra los problemas digestivos, los gases y las náuseas. Se dice que es el mejor antiinflamatorio natural.

Es fácil hacer curas de jengibre. Podemos comprarlo en la farmacia y en la tiendas bio en forma de cápsulas, ampollas e infusiones. Pero lo más sencillo es añadirlo en todos los platos que quieras, dulces o salados, rallado o en trocitos. Les dará un sabor especial a tus platos y les dará cuerpo. Puedes rallarlo e incorporarlo a las tisanas e infusiones para conseguir un efecto estimulante. El jengibre confitado es también una maravilla y es perfecto para satisfacer momentos golosos calentando los sentidos.

El arroz

El arroz tiene numerosas virtudes. Es nutritivo y reparador. Las japonesas lo toman en todas las comidas, siempre bellamente presentado en boles de porcelana reservados para este uso. No contiene gluten, es muy digestivo y, si es integral, aporta muchos nutrientes: vitamina B, fósforo y magnesio. Su consumo regular reduce el colesterol, la tensión arterial y los riesgos de sufrir enfermedades cardiovasculares. Es una fuente perfecta de equilibrio entre proteínas, lípidos y glúcidos.

También es muy utilizado en cosmética para matificar, hidratar y unificar la piel. Las cualidades y la eficacia del agua de arroz, del aceite de salvado de arroz, de las mascarillas de arroz y de la crema de arroz han sido ampliamente demostradas. El arroz, en todas sus formas, es uno de los productos de cuidados de belleza preferidos por las geishas.

Las algas

Las japonesas comen algas en todas sus formas. En la alimentación japonesa, las algas completan cualquier comida y se consideran un condimento.

Al comer algas se aporta al cuerpo un amplio abanico de nutrientes esenciales para gozar de una salud perfecta: yodo, calcio, hierro, magnesio, zinc, potasio, sodio, fibras y proteínas. Eso sin contar con sus numerosas vitaminas: A y B (B_1, B_2, B_6). Gracias a su contenido en yodo, las algas ayudan a luchar contra los problemas de tiroides. Son buenos antidepresivos naturales para el estrés y la ansiedad. En lo que concierne a la belleza de la piel, tienen efectos beneficiosos contra el acné. En Europa no tenemos costumbre de ingerir algas. En la actualidad se encuentran fácilmente, frescas o secas, en las tiendas de dietética. Los europeos conocemos, básicamente, el alga que envuelve el maki sushi: el alga nori. Rica en omega-3 y oligoelementos, contiene sustancias antibacterianas y antivirales que equilibran la flora intestinal.

Sin embargo, no todos los paladares europeos están preparados para el pronunciado sabor de las algas y mucho menos para su textura. Si es tu caso, puedes tomarlas en polvo, diluidas en agua o en comprimidos. Las algas presentadas así no son caras y representan una forma sencilla de aportar grandes beneficios a nuestra salud. En la actualidad, se encuentran fácilmente un par de algas en las estanterías de complementos alimenticios: la espirulina y la klamath.

La **espirulina** es un alga azul con un alto contenido proteico. Para las mujeres, ofrece un buen aporte en hierro y un efecto benéfico sobre la calidad de la piel y el cabello. Rica en elementos nutritivos, es un apoyo perfecto para el equilibrio cerebral y físico.

La **klamath** es un alga azul verdoso a la que se llama «superalimento» porque es aún más rica que la espirulina (por eso es más cara). Estimula los sistemas inmunitario y cerebral. Rica en elementos nutritivos, es un aliado perfecto para eliminar y drenar toxinas, nos permite recuperar un aspecto luminoso, sin imperfecciones.

¿Conoces el *agar agar*? Lo encontrarás, normalmente, en forma de polvo en las tiendas bio. Tiene una particularidad extraordinaria: gelifica cualquier líquido de manera sana y natural. Tiene un ligero efecto laxante que permite clasificarlo entre los alimentos que favorecen la pérdida de peso. Este gelificante está presente en muchas algas rojas, y las japonesas lo usan para mantener la línea. Para aprender a usar este producto, te recomiendo el libro de *Agar agar, la milagrosa dieta de Okinawa,* publicado por Ediciones Obelisco.

Atención: Te aconsejo leer bien las etiquetas de las algas que compres. Verifica su proveniencia para asegurarte de lo que vas a comer. En caso de que compres comprimidos o en polvo, asegúrate que no contiene aditivos ni conservantes. Sería una pena pagar un buen dinero por un producto que no te va a aportar nada positivo.

El sésamo

Estas pequeñas semillas doradas, de forma ovalada, están llenas de virtudes. Es rico en vitaminas E y B$_1$. Fuente de minerales y oligoelementos como el hierro, el calcio, el zinc o el magnesio, también contiene muchos ácidos grasos insaturados, por lo tanto, es una panacea para la salud.

Las japonesas consumen sésamo cada día. Lo consideran un remedio que aporta buenos nutrientes para tener un bonito pelo, fuerte y sano. ¡No dudes en espolvorearlo en cualquiera de tus platos para aprovechar todas sus virtudes!

Conclusión

Por fin, estás preparada para llevar a cabo el ritual de belleza japonés. Como ya has visto, el *layering* consiste, ante todo, en una doble limpieza de la piel (desmaquillaje y limpieza) y una doble hidratación, ayudado por cuidados cosméticos específicos que se aplican mediante la superposición de fluidos ligeros y en pequeña cantidad, con fragancias naturales y femeninas.

Sé fiel a tu belleza y a la calidad de los cuidados que te prodigas. Escoge productos naturales y no permitas que entren en tu casa productos petroquímicos, pues tu piel ya tiene bastante con la contaminación ambiental.

Comparte el culto a la belleza con la serenidad, la armonía y la delicadeza que define tan bien a las bellezas del sol naciente. Permanece en armonía con los elementos, encuentra bienestar y serenidad cuidando ese templo que es tu cuerpo, tu cara, tu pelo. Concédete una alimentación sana y ecológica. Oxigénate todo lo que puedas. Las japonesas no se quejan jamás de tener que hacer ejercicio. ¡Tu piel estará deslumbrante!

Sé la creadora de tu propia belleza. Cuídate a ti misma porque eso es amarse. Así que ámate generosamente. ¡Buena suerte!

Índice